中国百年百名中医临床家丛书

袁鹤侪

袁立人 整理

中国中医药出版社

·北京·

图书在版编目（CIP）数据

袁鹤侪 / 袁立人整理 . –– 北京：中国中医药出版社，2001.08（2025.3 重印）

（中国百年百名中医临床家丛书）

ISBN 978-7-80156-241-8

Ⅰ.①袁… Ⅱ.①袁… Ⅲ.①中医学临床—经验—中国—现代 Ⅳ.① R249.7

中国版本图书馆 CIP 数据核字 (2001) 第 052140 号

中国中医药出版社出版

北京经济技术开发区科创十三街 31 号院二区 8 号楼

邮政编码　100176

传真　010-64405721

廊坊市佳艺印务有限公司印刷

各地新华书店经销

开本 880×1230　1/32　印张 8.375　字数 188 千字

2001 年 8 月第 1 版　2025 年 3 月第 4 次印刷

书号　ISBN 978－7－80156－241－8

定价　35.00 元

网址　www.cptcm.com

服 务 热 线　010-64405510

购 书 热 线　010-89535836

维 权 打 假　010-64405753

微信服务号　zgzyycbs

微商城网址　https://kdt.im/LIdUGr

官 方 微 博　http://e.weibo.com/cptcm

天猫旗舰店网址　https://zgzyycbs.tmall.com

如有印装质量问题请与本社出版部联系（010-64405510）

出版者的话

祖国医学源远流长。昔岐黄、神农，医之源始；汉仲景、华佗，医之圣也。在祖国医学发展的长河中，临床名家辈出，促进了祖国医学的迅猛发展。中国中医药出版社为贯彻卫生部和国家中医药管理局关于继承发扬祖国医药学，继承不泥古、发扬不离宗的精神，在完成了《明清名医全书大成》出版的基础上，又策划了《中国百年百名中医临床家丛书》，以期反映近现代即20世纪，特别是新中国成立50年来中医发展的历程。我们邀请卫生部张文康部长做本套丛书的主编，卫生部副部长兼国家中医药管理局局长佘靖同志、国家中医药管理局副局长李振吉同志任副主编，他们都欣然同意，并亲自组织几百名中医药专家进行整理。经过几年的艰苦努力，终于在21世纪初正式问世。

顾名思义，《中国百年百名中医临床家丛书》就是要总结在过去的100年历史中，为中医药事业做出过巨大贡献、受到广大群众爱戴的中医临床工作者的丰富经验，把他们的事业发扬光大，让他们优秀的医疗经验代代相传。百年轮回，世纪更替，今天，我们又一次站在世纪之巅，回顾历史，总结经验，为的是更好地发展，更快地创新，使中医药学这座伟大的宝库永远取之不尽、用之不竭，更好地服务于人类，服务于未来。

本套丛书第一批计划出版140种左右，所选医家均系在中医临床方面取得卓越成就，在全国享有崇高威望且具有较高学术造诣的中医临床大家，包括内、外、妇、儿、骨伤、针灸等各科的代表人物。

本套丛书以每位医家独立成册，每册按医家小传、专病论治、诊余漫话、年谱四部分进行编写。其中，医家小传简要介绍医家的生平及成才之路；专病论治意在以病统论、以论统案、以案统话，即将与某病相关的精彩医论、医案、医话加以系统整理，便于临床学习与借鉴；诊余漫话则系读书体会、札记，也可以是习医心得，等等；年谱部分则反映了名医一生中的重大事件或转折点。

本套丛书有两个特点是值得一提的：其一是文前部分，我们尽最大可能收集了医家的照片，包括一些珍贵的生活照、诊疗照，以及医家手迹、名家题字等，这些材料具有极高的文献价值，是历史的真实反映；其二，本套丛书始终强调，必须把笔墨的重点放在医家最擅长治疗的病种上面，而且要大篇幅详细介绍，把医家在用药、用方上的特点予以详尽淋漓地展示，务求写出临床真正有效的内容，也就是说，不是医家擅长的病种大可不写，而且要写出"干货"来，不要让人感觉什么都能治，什么都治不好。

有了以上两大特点，我们相信，《中国百年百名中医临床家丛书》会受到广大中医工作者的青睐，更会对中医事业的发展起到巨大的推动作用。同时，通过对百余位中医临床医家经验的总结，也使近百年中医药学的发展历程清晰地展现在人们面前，因此，本套丛书不仅具有较高的临床参考价值和学术价值，同时还具有前所未有的文献价值，这也是我们组织编写这套丛书的初衷所在。

中国中医药出版社

2000 年 10 月 28 日

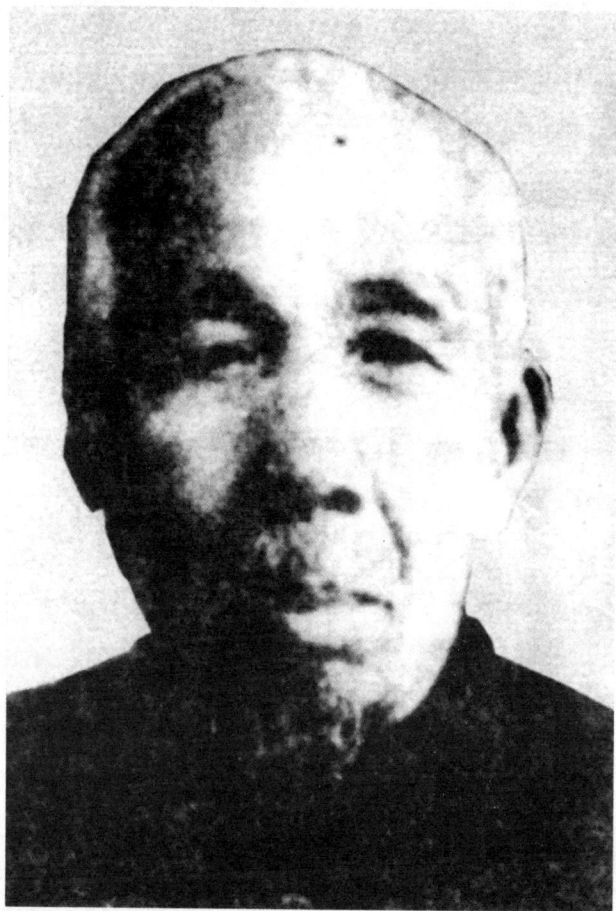

袁鹤侪教授

代 序 *

余自研究医学垂四十年矣。而潜心研讨者，则伤寒也，疟痢也，痨瘵也，妇人经病不孕也。凡此种种，或痛于心，或切于肤。此外则虽涉猎群书，亦经验多载，问有得于心乎，则噇手无以对。若以上诸种其精研之由起，则各有因焉。试分述于左。

余自孩提时随先慈从侍先君于昌平学正官署，并受庭训读经史，渐习诗文，年十四初夏，先君送试赴潞河。适去，母患热病遣，人驰报先严，羁于公务不得归。先兄笃于诗书而拙于应世，对于母病无以为计。遂经人介绍，延医诊疗，卒至不救。近两周星后，先君始公罢归来。哀盛之余，亦卧病不起，其一切症状与先母同。不数日，亦告弃养矣。余少不更事，奉侍无方，竟致双亲均以热病逝，终天抱恨，诚痛心难释者也。先慈生前延医服药，将药方秘收置之，一俟先君归视，窃以为以此可知中病与否。不意先君阅讫，无所言。余当以是否中病为请。先君惨然曰：此何能知？病不愈而人死，其不中病也无疑。余遂仍留而置之。先严病后服药，余仍留方，不料先君又作古矣。余遂以不知医为恨事。适国家废科举而兴学堂，遂决心研究医学。每于医籍中涉及伤寒者（《内经》谓热病

1

者皆伤寒之类也），则必加意研究。及《读伤寒论》，更详参各家论说，以期明晰。故自问世后，经诊此病最多而治愈者亦最夥。唯经诊即愈，不待其剧而后救之，亦所谓曲突徙薪也。此症初病最易治愈。若传经或坏症，则因病疗治而已，故无方案，只著论数则耳。

袁鹤侪

按：此为先祖于 20 世纪 30 年代末，为《袁氏医案》所撰之自叙稿。今部分摘录于此，以为是书代序。

目 录

医家小传

先祖袁鹤侪（1879－1958），名琴舫，字其铭。河北雄县人，北京著名老中医之一。1906年毕业于京师大学堂医学馆，曾供职前清太医院御医兼医学馆教习、那拉氏（慈禧）随侍御医。辛亥革命后，任京都内城官医院内科医长。并与太医院同人，创办了京都第一个中医学术团体——北京中医学社，任副社长。1933年任华北国医学院教授。中华人民共和国成立后，任中华医学会常务理事、中国科学普及协会理事、北京中医学会耆宿顾问、北京中医进修学校教授，并任协和医院、北京医院中医顾问等职。先祖生前为全国政协委员、北京市政协委员、中苏友好协会理事。

先祖致力于中医事业五十余年，对《内》、《难》、伤寒、温病皆有精研，在中医学术及临症实践上颇多建树，对中医事业的发展及中医教育等方面有重要贡献。曾著有：《太医院伤寒论讲草》《伤寒方义辑粹》《温病概要》《温病条辨选注》《中医诊疗原则》《医术经谈》《袁氏医案》等。在20世纪 20 年代，由他主持组织北京中医学社同人集资，将原清宫所藏的一批古典医籍的木刻版予以修订、重刊。如《灵枢》《素问》及明代医学丛书《医统正脉》等，即是其中之一。

至今，先祖离开我们已经多年了，回首往事，其音容笑貌犹在眼前，他不仅是一位慈祥的长辈，更是我习医的启蒙老师。今天追忆他的业医生涯，整理其学术思想及临床经验，以志怀念。

一、矢志不渝　功在不舍

先祖生于书香门第，其父名琥，为前清昌平学正官。他早年随父，幼受庭训，少年好学，攻读经史诗文。14 岁时，父母不幸皆染热病，两月间相继去世。因生活所迫，学业未竟。饥寒交迫之中，自己又身患重病，幸得亲邻资助，始得康复。他思双亲病故之情，感身染重疾之苦，遂以不知医为恨事，故立志学医以济世活人。斯时正值废科举而兴学堂，他即于光绪二十九年（1903 年）考入京师大学堂医学馆。此后，他终日废寝忘食地刻苦攻读，博览诸家，潜研经典，终以优异成绩毕业。初而问世，以精于《内》《难》，擅治伤寒而初露锋芒。其后，又以名列前茅的成绩考入前清太医院，任太医院御医兼医学馆教习（相当今之教授）。当时他尚不到 30 岁，这样年青即成为御医及教习者并不多见。据《太医院晋秩纪实碑》碑文所载："除蒙恩特赏御医之员不计外，其挨次递升至御医者，非年过五十不克到班。"《太医院志》亦载："本院亦设有教习厅，于御医、吏目内择品学兼优者二员充任"。显然，他是以品学兼优而被破格任用的。

为清皇室医病，不仅要理、法、方、药贴切妥当，而且要药性平和，效果显著。否则，随时有身家性命之危，必须审慎为之。然而这却使他从中摸索出一套用药平和、法度严谨、药少力宏、出奇制胜的医疗经验。形成了自己独特的治疗风格和学术思想。正因如此，他被选为那拉氏（慈禧）随侍御医。

辛亥革命后，先祖即悬壶京门。曾任京都内城官医院内科医长，每日求诊者盈门，活人无算，对许多疑难大症有所建树。他精深的学识和宝贵的临症经验深为后学所敬仰。

二、品端术正　两袖清风

先祖一生清贫简朴，历尽坎坷。时局变迁，几经波折，加之早年双亲病故，中年丧子，晚年丧孙，一人担负着孀孤七八口人的生活，其贫困之状可知。在精神上和精力上受到种种磨难。但他并不因此而意志消沉，反而更激发了他献身医学的斗志。他深深体会到贫寒人家的饥苦，有病求医之难。故学医问世之后，虽声望日高，求诊者日增，但他从不自恃骄矜，依然审慎为之。对自己始终是淡饭粗茶，对病人则一视同仁，以济世活人为宗旨。对贫苦患者或送之以诊，或资之以药，均为常事。有的还资助吃住路费。先祖常说：为医者以活人为先，断不可有商贾之为。

对国民党反动当局废止中医案，他十分愤慨，毅然联名请愿，振臂高呼，力挽狂澜，与反动势力抗争。

抗日战争期间，先祖隐居寓所，不愿为日寇出诊，因而曾多次被反动当局刁难。虽生活无源，宁肯忍饥挨饿也绝不苟且求荣。每当无米就炊之时，先祖即静坐吟诵古人诗词歌赋，用以振奋精神，抒发自己的爱国情怀。真可谓贫贱不能移，威武不能屈，堂堂正气，刚直不阿，保持了民族气节。

他这种不图名利、不逢迎名贵、不投机钻营权势、周济贫苦、济世活人的高尚品德在病家之中争相传颂，在同道之中亦传为佳话。可以说，当时他以"医技精良、品端术正"而名誉一时。

三、审慎求实　精益求精

先祖毕生致力于医学事业，他探求医理总要溯本求源，问其究竟，从不敷衍。他身体力行，严以律己。读书求学，每每纵观历史，涉猎经史子集，横贯流派，详参各家学说，逐句剖析，反复研讨。他善于取历代诸家之精华，乐于学习同道之长处，从不自恃门户之见，闭门自守，而是不论派别，各取其长。熔各家学说于一炉，兼收并蓄，使之更臻于完备。他读书学习要求自己"眼到、心到、手到"。其至要之处，则录于《先哲格言》之内，且经反复回味，出口成诵。有所领悟之时，则将自己的心得体会记于《管窥小语》之中。数十年如一日，昼以医人，夜以读书，孜孜不倦，锲而不舍，因而对内、难之研究，有较深的造诣和独到的见解，尤其重视"气化"说，对"天人相应"观点及燮理阴阳问题有所阐发，注重其指导临症的实际意义。

先祖对仲景《伤寒论》尤有精研，他不仅在理论上有所建树，临症也积累了丰富的经验。正如其自述云："余潜心研讨者，伤寒也……自习医以来，每于医籍中涉及伤寒者，则必加意研究。及读《伤寒论》，更详参各家论说，以期明晰。故自问世以来，经诊此病最多，而治愈者亦最多，唯经诊即愈，不待其剧而后救之，亦所谓'曲突徙薪'也。"这说明他治病多治其萌芽，防患于未然。临症若此，难能可贵。他在《伤寒论》方面的著述就是积数十年临症及教学

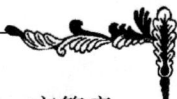

经验而写成。其论述精辟，条理清晰，深入浅出，言简意
赅。如在《伤寒方义辑粹》中论桂枝汤时云："此方之所以
解肌，实益卫之本气而祛风邪。则邪之强者不强，荣之弱者
不弱，而荣卫和矣。故君以桂枝，桂枝者助太阳化气者也。
夫风之中，因卫之虚；而卫之虚，实原于下焦火弱，太阳之
化气少，经曰卫出下焦是也。观于论中治下焦寒水，多苓桂
并用者，可知矣。其云桂枝散卫中之风者，以其味辛能散，
益卫而不固表，卫充则风散而表自固也。夫肌肉为阳明胃土
之所合，故方中用甘草、大枣。甘、枣皆多脂液而味甘，所
以培中土而益荣也。经曰荣出中焦是也。生姜味辛能散，佐
桂之辛，以助其散邪之力。尤妙在芍药一味，夫荣之弱，实
未受邪。若不以芍药固护阴液，则卫本邪强，加以辛甘化阳
之药，则阴益不敌，能保其邪之不内陷乎？以芍药之苦酸微
寒固护之，则荣可保无虞矣。观于寒伤荣者之不用芍，则此
方用药之义跃然矣。以姜佐桂，直走太阳之表，以散卫分之
风。枣甘能和，以益荣而行脾之津液，复以芍药固荣，以防
其内陷。饮粥以助胃而和阴阳。中州得和，阳明之气能充达
于其外合，则肌表之邪可解矣。"足以看出，虽是桂枝汤方
解，然而其理论上涉《内经》，旁及诸家，将桂枝汤组方之
意剖析得十分清楚明白，从而启示人们对其调和营卫作用有
更深一层的认识。其见地之深，论述之精，足以启迪后学。
不仅如此，为了更好地指导临症实践，他还从动态变通的角
度出发，指出了桂枝汤随证加减之要点："桂枝汤以桂、芍
分治荣卫。卫出下焦，太阳火弱而卫虚者则加桂；荣出中
焦，脾阴不足而荣虚者则倍芍；下焦阳衰而寒甚者则加附
子；中州阴虚而邪热者则加大黄。此数方加减之妙也。"寥
寥数语，宗经旨而集众长，将桂枝汤及其变方的立意、加减

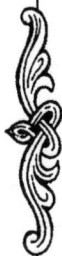

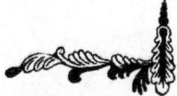

化裁的要点及内在联系跃然纸上，使人豁然，耳目一新。

先祖研讨学术，或是或非，从不牵强，而是论之以理，求之以实。其立论持平，不以偏见取舍，见解不同之处，还两存其说，以启后学深究其理。偶遇创新之见，则附录于后以博其识。然发现有质疑之处，即便是先贤名家之论，也不轻率附合，如对《伤寒论》原文第 27 条，桂枝二越婢一汤证，前贤对此方多有注解，但他觉得似未允协，故云："此方之义，窃尝博考各家注解，均未敢信其当然，恐未必合于经旨，姑缺之以待详参。"自此可见先祖治学之一斑。虽然此二部著作当时为医界传诵，争相传抄，但先祖从不自恃骄矜，仍反复推敲，不断修改，精益求精，力求其更合经旨以示后学，使人读后可得其要，用之即得心应手。

四、经验宏富　疗效卓著

先祖在数十年临症实践中，积累了丰富的治疗经验。对温病、痨瘵、疟痢、妇科诸门尤有精研。早在 20 世纪 30 年代，基于当时未有特效抗痨药，而视痨病（似今之结核）为绝症，故先祖在临症实践中反复摸索，总结出治疗痨瘵的经验。著有《痨瘵概要》，归纳出：清心养肺、滋补肝肾、益阴清热、益气补肺……等十余条治疗法则。每法均列有临症验方、药物化裁。并于调养法中强调空气疗养的重要作用。当时据此治愈者众多，起到了积极治疗、为患者解除病痛的作用。这在抗痨西药未产生的当时，是十分可贵的。例如：20 世纪 30 年代中，曾治一王姓患儿，9 岁，五年前右项下生结核，溃破后迭经医治，患处总未封口愈合，后右睾丸肿大，因失治遂成木肾"（西医谓之睾丸结核），此后觉腰腿无力，行动不便，身体倚斜，西医诊为脊椎结核，须睡石膏床治疗。病家因惮于此种长期卧床疗法而延诊中医，求治于先祖。经其诊视，得其癥结之所在，拟分三步而治：（1）滋髓以坚骨；（2）调肾阴阳以化木肾；（3）治疗标病。先祖认为：此案病情本甚复杂，项、睾丸、脊骨三处均病，且形容憔悴，步不能行。然究其本，乃先天不足而阳明热盛，热盛久则伤及肾阴，致使肾阴竭而髓枯。故其治当以清阳明之热而滋脾肾之阴为其治本之主法。药用熟地、元参、狗脊、甘菊、沙参、山药、寸冬、杜仲、石斛诸味以滋阴清热，合虎骨、豨莶草等，守法化裁未有两个月，其骨力渐增，步履已渐如常，胃纳、睡眠均如常人，容颜亦转为丰腴。既而调肾阴阳以化木肾，复治其标病，未足半年时间，竟然痊愈。乃至成年，其婚配生子全无影响，患者至今依然健在，其儿女业已长大成人。由此看来，先祖关于痨瘵的治疗经验有着重要的临症实用价值。其遣方用药，加减化裁独具匠心。是值得很好地总结、发扬的。

先祖治疗妇科经、带、胎、产诸症颇为见长。他认为妇科诸症，所见虽甚庞杂，但只要寻根求源而治其本，便能应手取效。例如在治疗经闭时，认为：通经之法，绝非破血、破气之属所能囊括。气血虚者，养正为通；寒湿滞者，温化为通；气血郁者，行气活血为通；心肾不交者，水火既济为通。总之，使气血充和，升降得宜，通即寓于其中，即所谓：通经之要在于开源。通经之基础，要在固护脾胃；通经之用，妙在变通。例如：曾治一路姓妇女经水三月未行，腹胀，四肢作痛，脉左见结象右关尺均无力。先祖认为：此患者虽为经闭，然患者腹胀、肢疼，乃气滞壅塞所致，说明其病在气。左脉结象，乃气壅湿滞，阴盛气结之候。知病在气在湿而非在血也。故以温中化湿利气之法。药用：焦茅术、云苓、青皮、姜半夏、桂枝、陈皮、泽泻、姜川朴、生甘草、生姜。全方用药仅十味，君茅术以健脾，以苓桂术等通阳化气，合二陈以健脾利湿，加朴、姜以利气，佐青皮以舒肝，伍泽泻以化湿，共奏温中、化湿、利气之功。如是，脾胃和，气道顺，水湿化，荣气足而血得以生，经水自然而通。虽未治血，但一剂而应，二诊而愈。足见其临症用药之妙。

先祖对药物配伍、加减用量十分重视，指出：遣方用药"尤为第一要旨者，则只求中病，力戒庞杂。"因而对方药配伍之微细差别，用量多少之作用异同，皆有精辟见解。诸如对参附、术附、芪附三方配伍主治之异同；对小承气汤、厚朴大黄汤、厚朴三物汤，药同而量异，主治各殊之见解等，其见地精深，足以启人智慧。又如：生、炙甘草的异同；柴胡、升麻、葛根在配伍应用上的差异；芩、连、柏、大黄在应用上的微妙之处等，皆有具体、详明的阐述。可以说他遣方用药是于微细中见功夫，从而能收出奇制胜之效果。

正是在此基础上，他编著了《医术经谈》《中药杂谈》《袁氏医案》等著作，皆是数十年临症经验的结晶。遗憾的是因时间流逝，时局动荡，原稿或有缺残，至今未得收集完整，殊为惋惜。

五、谦虚谨慎　培育后学

在培育中医人才，开展中医教育事业方面，先祖同样付出了很大心血。早年在前清太医院医学馆即担任教习（相当今之教授），辛亥革命后，任中医学社社长。1993年，应施今墨先生之请，任华北国医学院教授。中华人民共和国成立后，先祖以古稀高龄，投身于新中国的中医教育事业，应聘

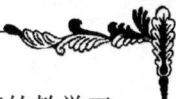

任中医进修学校教授。多年来，致力于伤寒、温病的教学工作。为培养中医人才，振兴中医事业贡献了力量。不仅如此，在党的中医政策的鼓舞下，他曾多次为西医专家讲授中医理论，做学术报告。在医界受到一致称赞。

在他的培养教育下，出了不少造诣很深、学识渊博、经验丰富的中医人才。如京都名医瞿文楼、佟阔泉、陈西源、王鹏飞等，都是学术上颇有影响的名医。及至晚年，他德高望重，党和政府给予他很高的荣誉。然而他并不固步自封，依然谦虚好学，不放过任何学习机会。即便是零金碎玉、点滴经验也视为珍宝。他对于晚辈同样十分器重，对其咨询及学术上的见解，总是认真思索之后再论是非。每遇学生有卓见之时，他不仅热情勉励，而且乐于取其长而增己见。诸如某公之验案、某人之见解、某翁之效方三类，在先祖随记中常可见到。其谦虚好学的精神贯彻于其医学生涯的始终。得到同道们的尊敬和赞誉。

六、垂暮之年　壮心不已

先祖晚年，为发展新中国医药卫生事业，对中医队伍的建设、中医教育、中医医院、中西医结合等问题提出一系列建设性意见，为祖国医药学的发展贡献了自己的力量。同时，以其丰富的临症经验，为解除人民疾苦，保证人民健康，倾注了心血。不仅如此，在保障老一辈革命家的健康及为国际友人解除病痛方面，也做出了贡献，为祖国争得了荣誉。更为可贵的是，他精于中医且通晓西医，临症之时，凡可参以西说者，尝乐于相参以用于实践。及至晚年，在中医建设和中西医结合的问题上，发表过至今仍有参考价值的意见。他主张中医建设首先抓好三个环节：一是整编古典医

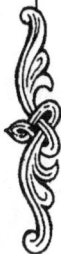

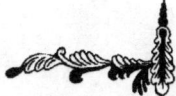

籍，二是搜集中医人才；三是筹办高等中医院校及医院。对中西医结合则应分两步：于医术上，可谋速成结合；在学术上则从根本理论上做起，乃是长期艰巨的工作。前者可收速效，后者可达融会贯通。二者结合，方可奏效。这些建议当时均被政府采纳并贯彻实施。

由于他在中医方面建树卓著，素享盛誉，曾多次受到毛主席、周总理、刘少奇同志、朱德同志的亲切接见。1957年，在为林伯渠诊病的归途中，突发脑血管病，病倒在汽车上。党和国家十分关注他的病情，周总理曾派专人往视，林伯渠同志、李德全部长等亲临床榻慰问。先祖虽重病在身，仍时时不忘新中国医药卫生事业，曾拟著述计划，但终因病势沉重，未能如愿。然其壮心不已的精神，却使我们倍受感动。在回忆先祖业医生涯的同时，深感肩头重任之大，愿和中医同道一起，继承先辈们的事业，为振兴祖国医学做出努力。

专病论治

论治麻疹

古人谓：痘发于五脏，疹发于六腑。故有"痘宜温、疹宜清"之说，唯疹虽宜清，但初起时不宜过凉。

疹之发也，有风热、风痰。颗粒浮于皮肤，随出随没，没则又出，虽值严寒，亦不宜盖覆过暖，闭塞玄府，恐毒入咽喉，令人声哑。治宜清肺降痰，发表令透。亦有可下者，然首尾当滋养阴血，不可少动阳气。初宜"宣毒发表汤"，盖覆衣被，得汗，自头至足渐渐减去，则皮肤通畅、腠理开豁、疹出自愈矣。

麻疹禁忌较痘尤甚，一切酒、肉、鱼、鸡之类，均切禁犯之。早则发惊抽，变紫黑而死。如百日内犯之，则足生疮疖或泻痢便血。

发热时，耳后、项上、口中、腰腿先出见点，红活显露，形小明净，顶尖不长，随出随没，三四日收尽，顺症也。

发热时，面光青黑，乃毒气攻心，逆症也。急宜内托散、消毒汤。

疹出色白，按之稍红，血虚也，养荣汤；出时色红甚，火胜也，化毒清表汤；色紫黑而内外热炽，逆症也，速用宣毒汤加麻黄少许；已出，不能没落，内有虚热也，四物汤；失血加犀角；已没落，余热不除，黄连解毒汤调益元散。

疹子初出亦需和暖，则易出。疹欲出未出之际，虽寒勿用桂枝，虽虚勿用术、芩，虽呕而有痰勿用半夏、南星，学者于此当留意焉。

一、宣毒发表汤方

升麻　葛根　前胡　荆芥　防风　桔梗　枳实　薄荷牛蒡子　川连　木通　竹叶　甘草

方歌：
宣毒发表升葛前，荆防桔枳薄牛连。
木通竹叶随甘草，寒热麻芩着意权。

二、化毒清表汤方

疹已出而红肿太甚者宜用此方。

葛根　玄参　牛蒡子　花粉　连翘　黄连　桔梗　生甘草　防风　栀子　黄芩　木通　知母　前胡　荷叶　麦冬地骨皮　生石膏　大黄

方歌：
化毒清表葛玄蒡，花粉翘连草桔防，
栀芩通母前荷麦，地骨石膏合大黄。

三、黄连解毒汤方

黄芩　黄连　黄柏　栀子

四、内托散方

黄芪　银花　甘草　牡蛎（火煅二次）

煎七分，入黄酒一盅，再煎七分，食前后分服。

五、消毒汤方

银花、地丁、当归、赤芍、大黄、黄芪各 1.5 克，甘草 3 克，升麻 1 克。酒煎温服。

论治疟疾

人之病疟，寒热往来，其寒热之多少相等，左脉弦，右关脉虚者，用小柴胡汤最为有效。

小柴胡汤方：

柴胡　酒芩　人参　姜半夏　炙草　生姜　大枣

水煎，于病发前三四小时服。

方中人参，如遇贫寒人家，可易以党参，其药量宜加，如用人参 3 克，可用党参 9 ～ 12 克。

《伤寒论》中有加减法，宜遵用。依我之治验，为如下之加减法：

若寒多者，加柴胡至 9 ～ 12 克；青皮 9 ～ 12 克；酒芩 6 ～ 9 克。余同前。唯柴胡加多，则服法可照西药服法，

1 剂分 3 次服。例如：下午 5 点发病，则早上 8 点服第 1 次，11 点服第 2 次，下午 2 点或 3 点服第 3 次。余以此类推。

热多寒少者，重用黄芩而减少柴胡。

又有不头痛而腹胀者，则于方内加炒白术 9 ～ 12 克，草果 6 克，云苓 9 克。盖腹胀由于湿，故加苓、术等以祛湿而病可愈也。

若但热无寒之温疟，则此方不适用矣。

注意：大凡疟疾，无论寒热多少，一经汗出则热解，后略如常人。如终日热不解，则或为温病兼疟，不可用柴胡等方矣。

据此，制治疟方如下：

姜朴　青皮　柴胡　苍术　黄芩　云苓　陈皮　姜夏甘草　潞党参

将上述诸药共为粗末，分三次煎服。服法同上。

凡适用此方者，轻者一剂即愈。

论治痨瘵

虚损之病名曰痨瘵，此中医之谓也。西医则称肺病。盖各脏之病，皆能成痨，而久之未有不病及于肺者。中医言其所自起，故起于肝者，为肝劳；起于脾者，为脾劳。西医言其病之终结，故统而称之为肺病。其实一也。夫肺为五脏六腑之华盖，各脏之气未有不及于肺者，故终必发现肺脏之症，如咳喘、气短等。是中医以四诊为根据，故病将及于肺也，辄先知之而预防，不待其肺病之作而施治，所谓"上工治未病"也。

一、虚劳病之缘起

虚劳之病其起因可分为四种：

1. 来自先天者，受气之初，父母成年已衰老，或色欲过度，或妊娠失调，则其精血不旺。而先天所禀受者，根底薄弱，故至20岁左右，易成劳怯，而其机必先现于幼时。例如：幼多惊风，行迟慢语，或语言声低，或作字手颤，或腰酸腿软之类，此皆先天不足。宜调和于未病之先。未可以其无寒热，能饮食，嬉戏如常儿，遂不重现，迨其神倦气短，五心烦热，则虚劳之症见矣。

2. 来自后天者，则色欲劳倦，饮食忧思等七情伤损而已。色欲则伤肾，而肾气不固，或劳神伤心而心神耗惫；或郁怒伤肝而肝失调和；或忧悲伤肺而肺失清肃；或思虑饮食伤脾而脾失健运。先伤其气者，必及于精；先伤其精者，必及于气。凡此多发于十五六岁至三十岁上下。

3. 来自病后者：

（1）伤风咳嗽及小孩痘疹后之咳嗽，苟不治愈或调养失宜，往往因久咳之故，致成肺痨之重病。其因有二：一大病初愈，体力未复或妄作劳致伤精气；一风寒未净消铄肺津，初未介意，久则病成。

（2）误药致成者：病者本非感冒，而重用发散；或风寒未散而遽投镇敛；稍有停滞而妄用消伐；或本无里热而概用苦寒。凡此种种皆足以成痨病。

4. 来自外感者：风寒袭人，本非大病，身体壮盛者，自能达邪外出。若肺有郁热，或肾气不足，或忧思久郁，或脾胃素虚，外感内伤交相耗铄，而虚劳之病成。此其一。虚劳病人呼吸接触，中医名曰尸疰，劳虫传染，即今所谓细菌传染之后，体强者亦莫抵御，唯视病者之强弱为发病之早晚耳。

二、虚劳与结核之异同

中医与西医，往往同一病症，而病名互异。虚劳与肺结核即其一例。祖国医学典籍中，久有虚劳之病名。其所见各证候，与现代医学之结核病相同。现在医学视其结核之所在而别其名，如肺结核，肠结核，骨结核，淋巴结核，喉头结核等。中医学则于外无征象者，概括于虚劳之中。若骨结核、淋巴结核而成疮者，则名为疮劳。其发于喉头者，即《千金》所谓咽伤声嘶者欤？盖古昔时代，未能如现代之诊断方法精确。故凡过于劳力而伤精、伤气之病，有种种之衰弱证候及脉象见，即据其致病之因，名之曰虚劳，此虚劳与结核之相同也。

虽然虚劳，果皆有结核乎？据个人之临床实践，患虚劳病之轻者，经医院诊视往往无结核，病深者则多有之。

结核病者尽皆由于虚劳乎？此可断言其非是。常见青年人面貌丰腴，精神活泼，饮食睡眠一无所苦，但经医院诊视后，发现肺部有结核病灶。此多在机关干部、中学学生、工厂职工集体体检时发现。此种殆由细菌传染而来。发现后，速即疗养痊愈较易，故无虚劳各症状。若疗养不愈，则虚劳症渐渐出现。中医亦有劳虫尸疰传染之说，唯在初传染后，病者不自觉，医者更无由知之。必待虚劳症发现后，病者始诊，医者据其症脉而断其为虚劳。实则由结核杆菌繁殖尚未致人体衰弱，与夫因过劳而虚弱，因虚弱而病结核者，固又有同中之异也。

三、痨瘵

盖各脏之病皆能成痨，而久之未有不病及于肺者，中医名曰痨瘵，西医则称肺病。

（一）心与肺之关系

心与肺同居于膈上，其关系至密而处于相克之地位。如心火盛而肺阴必虚，心火弱则肺金寒，故两脏病则俱病。凡心火盛者，须清心火而兼益肺阴（肺家津液）；心火弱者，则须益肺气，补心火而祛肺寒。凡此之病，只在心肺而他经不与焉。其肺本经病而心脏不病者，又为一例。

（二）肺本经病

肺本经病，多起于感冒，其成肺病之原因则分失治与误治两种。

所谓失治者，其人肺气本虚，感受表邪，漠视之而不与诊治，久之，肺日虚而邪日进，于是肺病成矣。

所谓误治者，其人感受表邪，医治失当或其人肺气本虚而医者过于疏解，或其人表邪未解，而医者遂加收敛，久之则肺病成矣。此肺本经之病。西法令其安卧，注重空气，服用强肺之药，俾其发热日减而肺病可瘳。此最善之法也。

（三）由肝病渐及于肺者

（1）肝郁伤阴致成肺病者：肝之阴阳，贵得其平。倘有人终日忧郁，肝气不得畅，遂致渐消其阴，阴伤而阳益旺，木旺则土受其制而不能生金，且肝阳上亢，肺金受其反侮，以此积渐而成肺病。此肝痨之关于肺者也。

（2）肝气过盛致暴下而不能升阳，清阳不升则浊阴焉得而降。升降失常，肺气日弱，此肝痨之关于肺者又一也。

（3）肝阴有余而肝阳不足，稚阳上升之力弱，于是心气弱而肺气亦感不足，肺气日弱而肺病成矣。此肝痨之关于肺者又一也。

以上三种皆病肝而及于肺者也。在肺症未发现之前，亦于治肝之中严防其病及于肺。

其关于第一种者，宜养肝阴（即养血）兼条达木气，俾肝之阴阳各得其平，自无僭越之患矣。若肺病之见者（如咳嗽吐痰之类），须加以清补肺气、兼护脾胃之药。试拟一方，以示其法。

当归9克，炒杭芍12克，炙香附6克，川芎6克，生地12克，金石斛12克，粉丹皮9克，川贝母9克。

加减：如发热甚者去川芎，咳者加沙参或麦冬、山药，或白术、茯苓之类。

其关于第二种者，宜升清以调其气。属于此类者，多见气短、恶寒等症。其法制大要如下：

其恶寒甚者用柴胡，轻者用茵陈，试拟一方如下：

柴胡4.5克，炙香附9克，酒芩6克，生地12克，丹皮9克，姜半夏9克，云苓9克，炒杭芍9克，炙草6克，炒山栀9克。

又方：

茵陈蒿9克，生地12克，杭芍9克，白蒺藜12克，延胡索6克，茯苓9克，南沙参9克，丹皮9克，甘草6克。

其关于第三种者，须补肝阳，但肝无补法，补肾既以补肝，所谓乙癸同源也。夫肝阳既弱其见症也必多寒象，非真寒也，只稚阳弱耳。斯时若用升阳之法，则殆矣。此症往往发现胁痛之症，左金丸最为适宜。试举肺病未发现及已发现之治法，拟方如下：

熟地黄12克，金狗脊18克，巴戟肉6克，炒山药12克，当归9克，杭萸肉9克，茯苓12克，建泽泻9克。

肺病已发现者，加款冬花、远志肉、潞党参。

（四）由肾病渐及于肺者

肾一脏而兼水火，肾水即精，肾火即气，亦所谓命门真火也。肾与肺，金水相生，为母子关系。肾脏为水脏，于卦为坎，而离火寓焉。其水恒盛于火，但其水须足以温之，而后肾气始化。人于此日耗其阴精，则水虚而火亢，遗精之症屡见而阴益虚，于是求救于子而肝阴因之以耗，肝阳既炽，一则乘其所胜而反侮所不胜，脾与肺遂交受其害。肝阳及肾阳皆相火旺也。相火旺则君火也旺盛，故肺安能支而肺病成矣。此肝肾阴虚而病及于肺者也。

肾一脏而兼水火，肝肾阴虚既如上述矣。再有肾阳素虚，阳喜动，因阳动用事而阳益虚，于是阳痿精寒、泄泻等症见矣。斯时肾不化气而已虚，肺主气者也。气少则不能温肺而肺病成矣。此因肾阳虚而病及于肺者也。

肺与肾金水相生，故肺病未有肾不病者。而肾病之及于肺，本可为先事预防之法，所谓治未病也。其法为何？关于肾阴虚者，先养肾阴；及于肝者，兼养肝阴；及于肺者，益肺阴。其为阴虽同而其质各异。肾阴者精水也；肝阴者血也；肺阴者津血液也。其药之大别如下：

滋肾水之药：生、熟地黄，元参，知母，阿胶。

益肝阴之药：当归，杭芍，杭萸，狗脊，丹皮，鳖甲。

益肺阴之药：天冬，麦冬，沙参，洋参，阿胶。

大凡肾阳虚之病，前人每用桂附，如金匮肾气、地黄八味之类。唯愚以为命火极衰时固可以桂附以回阳，普通益肾阳之药，以下列各药为稳妥。试列举如下：

益肾阳之药：巴戟天，肉苁蓉，枸杞子，补骨脂，菟丝子，鹿茸。

肾阳既虚，胃阳必因之不振，故凡肾阳虚作泻者，务须注意患者之作泻。而其防止之法不外下列各药，可随症遣用耳。

山药，茯苓，莲子，薏米，泽泻。

以上为肾病及于肺治法之大要也。

（五）因脾胃病而及于肺者

脾土生肺金，二者之关系在此，故脾胃虚往往致成肺病。其致病之因及治疗方法，大致不外下列三种：

脾与胃以膜相连，均属中央土。脾为湿土而喜燥，胃属燥土而喜湿。故病湿、病燥、病虚皆能转变而成肺病。

1. 病于湿者

脾为湿困则阳明之燥气不足，久则泄泻、中满、呃逆等症杂见。如与以健脾祛湿之药，则湿去而胃阳得畅，当不致影响于肺。否则渐见微咳多痰涎，而肺金遂失其清肃。其治之大法如此。其药则为下列数品：

术（轻则白术，湿甚则苍术）、茯苓、薏米、豆蔻、陈皮、半夏。

2. 病于燥者

胃阳之燥气有余则脾阴受其消铄，脾阴既虚，当然肺阴受其耗。久之则干咳、发热、引饮等症交作。在肺阴未及消耗之时，宜急救脾阴，其药大略如下：

杭芍、黄精、地黄、栝楼根。

3.脾胃虚弱者

脾胃两虚,既非湿困脾土,又非胃阳过燥,只中土气虚,既未可燥湿,亦未可救燥,但用平益胃气之法,俾其得以生金。斯时中气既虚,肺气当然不治。其用药如下:

萎蕤、人参、党参、黄芪、炙草。

以上三种,为因土病而及于肺金之大法也。

四、结语

总之,肺为五脏六腑之华盖,各脏之病终必及于肺,故事先之预防。因病根所在不同,故其防治之法亦异。迨肺病既见,亦须申其来历不同而各殊。其治标治本之药,上述各点虽甚简略,但明于此则于治痨之道思过半矣。

论治结石症

治结石,要在调气和荣。

结石所成,乃因湿郁热生,煎熬津液所致。虽有在胆在肾之别,然成因相同,故医家每以清热、利湿、化石为其诊治。夫热之生乃因于湿,湿之成乃水不运,水不运乃气不化。盖津道之顺逆,皆一气之通塞而为之。气行则水散,气滞则水停,故助气化、疏三焦乃利湿化水之关键。湿得化而热自消,结石不复成矣。余治结石,或散于上以宣肺,或调于中以开郁,或通于下以畅达,调气之法在所必用。

结石一症,多有疼痛。胆石者胁痛,肾石者腰痛,皆因湿热阻络，结石壅塞所致。气不通则筋不温，血不荣则筋不润，筋脉失养，故挛急而痛，治宜辛甘化阳以调气，酸甘化阴以和荣。筋脉得养，疼痛自除。痛止、气道通则石可下。此调气和荣以治结石之理。兹对肾结石、胆结石之治而分述之：

治肾结石，多用温通止痛，开郁清肺法，以通三焦而利水气。

温通止痛法，多用于结石在膀胱者，以五苓散为主方，取仲景治膀胱蓄水之法，专利膀胱之水结。所变化者，乃甘草为草梢，以增其通淋止痛之效。此外，加车前以利尿，佐大葱以通阳化水。此为助下焦化水之用。同时，加桔梗一味。桔梗为升提肺胃之气所用，用于此者，意在正肺气而升清，通水道而调气。使上焦通，中焦行，下焦利，三焦得通则石可渐下。若中气虚者，可少佐益气升清之品，诸如黄芪、升麻、柴胡之类，或合用补中益气丸，效果尤佳。

开郁清肺法，多用于肾结石而致肾绞痛者。以莪术开郁结而通气，厚朴、乌药理中下焦而行气，赤芍凉血敛阴以和荣，茯苓利湿行水而益气。川贝清宣肺气而开郁，用于此者，以启水之上源，乃有"提壶揭盖"之意。其与厚朴、乌药相伍而通利三焦，与莪术合用，意在开郁结而下石。莪术虽为破气行血之味，然于此法用量轻清，与川贝皆不过3克，仅取其开郁而不用其破气也。临证应用，应手而效者甚多。现举一例如下：

20世纪30年代初，一中年妇人，忽腰痛如折，痛楚难忍，遂往法国医院就医，越日，痛未减，又转诊德国医院，诊察约一时许，诊断为肾结石，并告患者，若服药不效，即须施以手术。患者惧怕手术，拒其治而延诊于余。诊其脉，左关弦大而滑，此肝气郁结过甚之象，当与以开郁利气清肺之法。投以莪术、乌药、赤芍、川贝、厚朴、云苓等药。令其服，至半夜，痛大减，继服两剂，并令其静养，六七日后，石下而愈，遂以调肝法以善其后。（注：此案录于先祖《医术经谈》，方药未注明用量。其方亦无可查找，只得依其原貌不敢臆加。）

治胆结石，多用甘缓和中，养血清热法。此二法往往相兼并用。甘缓和中，乃遵经旨而立。《素问·脏气法时论》云："肝苦急，急食甘以缓之。"《难经》第14难亦云："损其肝者，缓其中。"肝胆互为表里，关系甚密，虽结石在胆，其治亦同，故以甘缓和中法为治。以甘草为君药。甘草有生、有炙，证候有虚有实，亦需据证选用。偏虚者，用炙草补元气而止痛；偏热者，以生草泻火而益脾；虚而热者，则生、炙同用，亦补亦清，既有缓肝之用，亦奏补脾之功。辅以酸苦微寒的白芍，柔肝养血，安脾止痛。与甘草配伍，酸甘化阴，以缓肝和脾、解挛急而止痛。热重者，加银花清热解毒。此法中引动全局者，乃调气之品。虽每方选用不多，用量亦轻，但在止痛、下石方面，往往起到画龙点睛的作用。常用者，有白蔻、郁金、元胡、莪术、壳砂之类。虽每次选用仅1～2味，用量也在3克以内，却可收到较满意的疗效。余在北京医院工作期间，曾治愈胆石患者多例，现举例如下：

病例1　鲁某，女性，44岁。

初诊：1954年9月27日。

食后胁下作痛，时发时止，左侧尤甚。纳差，每进刺激性食物痛辄发。经西医检查诊为：①胆囊炎；②胆结石。延诊中医。

舌红有裂纹，苔黄，脉两关均弦。以甘缓和中止痛法为治。

处方：生、炙甘草各 10 克，乌药 6 克，银花 10 克，炒杭芍 10 克，蔻仁 1.5 克。

生草泻火而补脾，炙草补元气而止疼痛。生、炙同用，亦补亦清，以其性甘缓为君。《经》所谓"肝苦急，急食甘以缓之。"炒杭芍泻肝安脾而止痛，其与甘草相伍，酸甘化阴，共奏缓肝和脾止痛之功。乌药、蔻仁利气止痛；银花清热解毒。

二诊：1954 年 9 月 30 日。

服上药一剂，痛稍减，二剂而痛止。症、脉均见好转。仍进前法。

处方：生、炙甘草各 10 克，乌药 6 克，炒於术 4.5 克，炒杭芍 10 克，蔻仁 2 克。

热象轻减，故去银花、甘草除热之品，加於术以实脾而不受肝邪。蔻仁增至 2 克，以加强调中利气之力。

三诊：1954 年 10 月 7 日。

服上药后，诸症及脉均明显好转，胁痛一直未发。仍宗前法化裁。

处方：生、炙甘草各 10 克，生於术 4.5 克，蔻仁 2 克，炒杭芍 12 克，延胡索 6 克，陈皮 10 克。

甘草、於术健脾，陈皮、白蔻理气和中，元胡疏肝，白芍敛阴液而柔肝。培土而抑木，肝脾同治。

四诊：1954 年 10 月 18 日。

服药后，患者曾于大便中先后排出七粒结石。此后胁痛未发，唯睡眠欠佳。于前方中加入安神之品。

处方：生、炙甘草各 10 克，桂圆肉 10 克，乌药 6 克，炒於术4.5克，炒杭芍10克，蔻仁1.5克，云茯神12克，远志肉10克。

桂圆补肾，远志强心，茯神安神，乃因眠差而用。服此药后，诸症均安。

【按】患者胁痛，食后尤甚，每食刺激物辄发，且不欲食。说明肝胆气机不畅而影响胃之受纳，此为木乘土也。肝胆之经循行两胁，其左胁痛甚，恰为少阳生发之气机不畅之故，故此胁痛，实为胆病及胃，脉两关均弦即为明证。舌红苔黄，舌有裂纹，均属热象。《难经》云："损其肝者，缓其中。"《素问·脏气法时论》云："肝苦急，急食甘以缓之。"故治以甘缓和中之法兼以清热。夫木胜乘土，当先培土而抑木。脾胃和而正气充，中州得和，斡旋之力得复，复以疏理肝胆之法，使少阳生发之气得行而病可除矣。

本案凡四诊，药不过数味，然加减变通之间，补中有泻，散中有收，实脾与疏肝各有侧重，行气与敛阴柔刚相济。虽未用利胆排石之重剂，但阴阳和，气机通，排石乃成为必然。可见治病求本，燮理阴阳妙用之一斑。方中生炙甘草同用，白蔻用量的微妙递增，以及白芍、元胡的运用，乃本案治法画龙点睛之处。

病例2 西×××诺娃，女性，43岁。

初诊：1954年12月30日。

因患胆石症，患者不同意手术，转中医治疗。

右上腹疼痛，时发时愈，左胸亦痛，呕逆吐酸，时有呕吐。脉缓象，与调胃利气法。

处方：炒於术6克，远志肉6克，云苓10克，炙甘草10克，广陈皮10克，姜夏4.5克，台乌药3克。

於术护脾胃（即经云：见肝之病，则知肝当传之于脾，故先实其脾气，无令得受肝之邪），远志强心（强心者，助火而防水也。又：火旺土生），云苓扶助正气，广皮调胃气，姜夏止呕，炙甘草缓解疼痛，乌药利气止痛调肝。

二诊：1955 年 1 月 3 日。

服药后，痛略减，脉象缓，仍进前法，加蔻仁 3 克调中止痛，生姜三片止呕降逆。

三诊：1955 年 1 月 6 日。

药后痛稍减，睡眠不佳，脉右关略大。

处方：银花 10 克，炒於术 10 克，远志肉 10 克，陈皮 10 克，广藿香 10 克，云茯神 12 克，乌药 3 克，炙甘草 10 克，生姜 3 片。

右关脉大主虚热，故而失眠。故减蔻仁辛温调气并半夏止呕降气之药，加银花清胃热，藿香止痛，茯神安神。

四诊：1955 年 1 月 10 日。

药后痛减，右寸脉略数。照第三诊方去银花之香散，加川贝清肺热、解内郁。此为针对右寸脉数而加减。

五诊：1955 年 1 月 14 日。

服药后，痛时作时止。脉右关尺均无力。宗前法化裁。

处方：炒於术 10 克，远志肉 10 克，广陈皮 10 克，云茯神 12 克，广藿香 10 克，台乌药 4.5 克，炙甘草 10 克，桂圆肉 10 克，生姜 3 片。

於术保护脾胃，远志强心，茯神安神，广皮、藿香调气止痛，乌药利气，甘草缓中止痛，生姜止呕，桂圆肉补肾安眠。方义系针对右关尺无力，此为胃肾已弱，故减川贝开郁之品，加桂圆肉补肾之药于甘缓和胃利气止痛剂中。

六诊：1955 年 1 月 17 日。

痛减，但时作呕逆，食道觉发痒，脉两寸小数，左关弦细，右关尺均较前稍好，用养血兼清热法调治。

处方：川贝母 10 克，连翘 4.5 克，桔梗 6 克，广藿香 10 克，射干 10 克，陈皮 10 克，远志肉 10 克，当归 10 克 茯神 10 克，炒於术 6 克，枳壳 4.5 克，炙草 10 克。

服前方补肾甘缓利气温通止痛剂后，痛减而时呕逆，食道痒，两寸脉小数，系为热象。变更前法，改为养阴血清热方。川贝清肺热，连翘清心热，桔梗、射干消炎止痒，当归养血，枳壳酸寒利气，藿香止痛，广皮调胃，远志强心，茯神安神，於术护胃，甘草缓中止痛。此系针对心肺之热施治，与前方迥别。

七诊：1955 年 1 月 20 日。

服上药，胆囊部痛又减，两寸小数之脉已好。心肺热已解，仍宗第五诊方之法。

处方：姜朴 4.5 克，藿香 10 克，当归 10 克，於术 6 克，茯神 10 克，枳壳 4.5 克，远志 10 克，炙草 10 克，炙香附 10 克。

心肺之热已解，故减去清热之药。姜朴调气，香附活肝止痛。余药同前。

八诊：1955 年 1 月 27 日。

痛已轻减，唯睡眠欠佳，拟照前方加减。

处方：姜朴 4.5 克，广藿香 10 克，炒杭芍 10 克，茯神 12 克，炒於术 6 克，嫩桂枝 4.5 克，炙草 6 克，远志肉 10 克，炙香附 10 克，川连 1 克，夜交藤 10 克。

夜交藤安眠，川连清心热，桂枝、杭芍活血。

九诊：1955 年 2 月 7 日。

痛已轻，睡眠已安，拟活肝止痛法。

处方：台乌药 4.5 克，炙香附 7.5 克，广藿香 3 克，广郁金 3 克，小青皮 6 克，姜厚朴 4.5 克，蓬莪术 1.5 克，炙甘草 4.5 克，炒杭芍 6 克。

乌药、香附、藿香、郁金、青皮、厚朴均为调气止痛之药，莪术开肝胆郁结，杭芍止痛，甘草缓解。

十诊：1955 年 2 月 18 日。

服上药后，曾排出胆石二粒。现痛已减轻，脉象寸部略浮，系感冒所致，右尺略弱，拟用疏解兼利胃气法。

处方：连翘 6 克，芥穗 6 克，莱菔子 6 克，云苓 10 克，陈皮 10 克，炒杭芍 6 克，炙草 6 克，生姜 2 片。

十一诊：1955 年 2 月 23 日。

胆囊炎减轻，唯尚作头晕，左关脉弦细，右关略大，宜和肝平胃法。

处方：当归 10 克，小青皮 10 克，炒麦芽 10 克，云苓 12 克，炒杭芍 10 克，忍冬花 10 克，焦曲 10 克，生甘草 6 克，小枳实 2 克（研）。

当归和血，青皮和肝，麦芽、焦曲助消化而止痛，云苓甘草补气和中，杭芍、枳实活肝调气，忍冬花清热解毒。

十二诊：1955 年 3 月 3 日。

右胸胁下稍作痛，脉右关略大，左关略弦，拟用调气止痛法。

处方：广藿香 10 克，焦曲 10 克，蔻仁 3 克（研），炒杭芍 10 克，元胡 10 克，云苓 10 克，姜半夏 4.5 克，生草 6 克。

藿香利气止痛，焦曲、蔻仁调胃止痛，杭芍、元胡调肝止痛，云苓补气，半夏降气，甘草和中止痛。

十三诊：1955 年 3 月 11 日。

服上药后，又排出结石一粒。

近两日，发热头痛，胃部作痛，右关脉略大，寸脉略浮，舌苔白系消化不良兼有感冒。拟用清解兼化滞法。

处方：炒荆芥 10 克，焦曲 12 克，银花 10 克，广藿香 6 克，连翘 6 克，砂仁 2.5 克（研），甘菊花 10 克，生草 4.5 克，生姜 2 片。

十四诊：1955 年 4 月 4 日。

服药期间，又陆续排出结石五粒，连前共八粒。胆石便出后，诸症均好，尚觉微痛，腰亦酸痛，脉左关弦细，余部尚好。拟用养血和肝法。

处方：当归 12 克，炒杭芍 12 克，金狗脊 10 克，川芎 6 克，广藿香 10 克，小青皮 10 克，陈皮 10 克，炙甘草 6 克，云茯苓 10 克。

此后，诸症均安，胆石症渐渐痊愈。

【按】大便中的结石业经化验，确系胆固醇性，这种结石只能存在于胆道系统。结石排出后，胆囊造影已能显影之事实，证明病人肝胆对造影剂之排出及浓缩功能良好。以往几次造影未成功，是结石位于胆囊，而结石排出后即显影的原因，是胆囊中已无结石可见，证明了胆石已全部排出。

本例治法，先以实脾，继以调肝。实脾以扶正气，调肝以解郁结。前八诊重在治脾胃，兼清心肺之热，为调肝打基础。后五诊重在治肝胆，以期病愈。其治疗原则可归纳为：

（1）统观全局，当先实脾：本案病程久，脾胃已虚，虽病在肝胆，然正气未充，一味地用疏解之药，徒劳无益，欲速则不达也。故实脾为治疗中首要一环。

（2）排除干扰，有方有守：治疗中，心肺有热，小有感冒，虽非本病，但若不及时处理，也会影响本病治疗。故在实脾的原则下，有热则清，有表症则发。使得机体内外，无他事之扰，方可一举奏效。此为临证变通之一法。

（3）抓住时机，因势利导：待正气充，邪已解，热已清之时，治肝胆便成为主要法则。以莪术、枳实、蔻仁等疏理气机之品，助肝之疏泄。肝之郁结得散，疏泄之职得复，胆石则顺势而下。

可见，实脾疏肝为治其本，而胆石排出乃治疗其结果。掌握疾病之标本缓急，遣方用药中肯适宜是辨证论治的关键所在。

论治肝病

治肝病，注重用阴和阳

肝者血脏，体阴而用阳。大凡肝病，木气盛者居多。阳盛则阴病，治阴则可和阳，故用柔肝养血之法以阴和阳。阳盛则热，故宜于柔肝之中辅以清热凉血活血之品。所以活血者，取其活血而兼行其气之用，亦用阴和阳之意也。余治肝，常以当归、赤芍为主药，辅以小蓟、石见穿等凉血活血之品。佐以元胡、青皮之属，共奏柔肝、养血、清热、理气之功。尤妙在善用冬小麦一味，以此煮汁煎药，更有说焉。小麦辛寒无毒。《拾遗》谓：消毒暴热，酒疸目黄，煮汁滤服，除烦闷，退胸膈热。《别录》云：麦养肝气。我认为以冬至前后小麦苗最佳，此时阴气将尽而阳气将升，麦草得冬藏之水气最多，届时取之，有滋水涵木之用，既可清肝，亦可养肝。故临症用此，可增其疗效。

治肝则宜实脾，余善用甘草，以其有健脾益气，缓肝和中之功。其随症加减：脾虚者加党参、白术，便溏者用山药，湿重者加茯苓、薏米，腹胀者用藿梗、木香。此皆据其虚实体质不同，而变通化裁，不可拘泥。我以此法治肝病，不仅临床症状可除，对西医检验肝功能指标异常者，同样可以在较短时间内得到恢复。

【按】用此法经治而愈者众多，然而因时间流逝，社会变迁，至今未存得完整医案，实为憾事。但此法经门人传治今日，其效用不减当年，仅整理者用此法治愈肝病患者即有数十例之多。兹将其门人、老中医陈西源大夫之验案，附录于后。

病例：魏某，女性，27岁，1972年11月10日诊。

妊娠七个月余，自觉乏力，纳差，腹胀月余，近日尤甚，经西医化验检查，GPT：810；TTT：7。诊为无黄疸型肝炎，并嘱患者绝对卧床休息，否则有发生急性肝萎缩的危险，欲与以静脉点滴，及其他保肝治疗。家属恐生他变，遂延诊中医。查：面色萎黄，舌淡苔白，脉弦而滑，拟用清肝健脾保胎之法治之。

处方：当归10克，赤芍10克，元胡6克，生、炙甘草各6克，川断10克，小蓟15克，酒芩10克，阿胶15克（烊化），荷梗6克，菟丝子15克。鲜麦苗30克，煎水煮上药。

患者连服五剂，腹胀、乏力诸症均觉轻减，遂继服六剂，自我感觉良好，一个月之后，复查肝功能。GPT100；TTT3。越月，顺产一女婴，母女均安然无恙，追访至今，母女健康。

先生治肝之法，用药精炼，立意周全，似平淡而又有新意。确是一行之有效的经验，很值得进一步探讨。

附：1.治肝硬变、脾肿大、腹水经验方

治肝硬变之法，重在活血化瘀兼以理气，可用化坚丸治之。

处方：丹皮 10 克，桃仁 10 克，杏仁 10 克，桂枝尖 10 克，橘红 10 克，炙草 6 克。

加减法：

肝肿大者，酌加枳实 6 克，厚朴 10 克，郁金 10 克，香附 10 克，木香 3 克，姜黄 6 克。

脾肿大者，酌加鳖甲 10 克（重者加 15 克），牡蛎 10 克（重者加 15 克），苦参 10 克，三棱 6 克，莪术 6 克。

肝脾均肿大者，根据病情先后、缓急而论治，可用柴胡桂枝汤化裁。

处方：北柴胡 10 克，云苓 10 克，法夏 10 克，桂枝尖 10 克，党参 10 克，杭芍 10 克，炙草 6 克，生姜 3 片，大枣 10 枚。

可据病情酌加：砂仁 3 克，丹皮 10 克，赤芍 10 克，陈皮 10 克，水红花子 10～25 克。

腹水初期或腹水明显时，可用胃苓汤。

处方：桂枝 10 克，云苓 10 克，苍术 10 克，白术 10 克，猪苓 10 克，厚朴 6 克，陈皮 10 克，生姜三片，大枣 10 枚，炙草 6 克。

或用木香丸：

处方：木香 30 克，青皮 30 克，丹皮 60 克，桃仁 60 克，姜黄 30 克，砂仁 30 克，阿魏 60 克，於术 60 克，水红花子 120 克，草蔻 30 克，荜澄茄 60 克。

上述诸药，共研细末，醋糊为丸，每服 10 克。服法：饭后，生姜汤送服，或胃苓汤送服。

腹胀明显者，可用消胀泻水膏。

处方：商陆 80 克，芫花 120 克，大戟 120 克，山甲 60

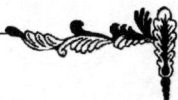

克，厚朴 60 克。

上述诸药，用香油炸焦，黄丹收膏。

敷法：先以生姜擦净皮肤（主要部位贴于脐及腰、背部），然后将膏药温开，敷于上述部位。

2. 治肾结石、肾绞痛经验方

即芍药甘草汤加味，此方止痛效果甚好，下石效果亦佳，药少而力宏，临床用此，每每疗效满意。兹将处方及化裁介绍如下：

杭白芍 15 克，甘草 10 克，元胡 6 克，蒲公英 15 克，盐广砂 2 克。

加减法：

气分有热者，甘草用生甘草，加银花 10 克。

血分有热者，加赤芍 10 克。

气虚者加黄芪 10 克，气陷者佐柴胡 2 克。

欲下结石者，加滑石 10 克。

湿郁者，加云苓 10 克。

少腹痛者，加乌药 10 克。

血尿者，加白茅根 10 克（或茅根炭 10 克）。

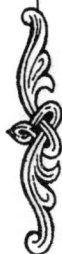

论治胃脘痛

胃痛一症，其作痛之因甚多，虚实寒热固当详辨。然究其根本，乃因胃失和降所致。盖胃者汇也，乃冲要之道。司受纳腐熟，主降宜和。若身体素虚，烦劳恼怒，或饥饱无常，不慎口腹，致使胃失和降，则为患最易。

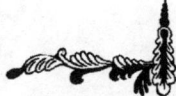

本病虽痛在胃脘，但诸脏之有余不足皆可影响及胃，而脾、肝对胃关系尤切。故须详察致痛之源，究其气血阴阳，乃为大要。

一、和调脾胃为其本

脾胃相和，表里相应，升降交错，化纳相助，则能食而化、生气血、养脏腑而荣百脉。若胃失和降，则饮食不化。升降失司，无以充胃气，则化纳不行。《中藏经》曰："胃者，人之根本也。"凡病之重症，若胃纳尚可，犹有转机。若胃不纳食，则良药弗为，预后严重。唯使脾胃和调，清升浊降，方可使胃气渐复，正气渐充，其愈可期。此东垣之论也。余宗此以治胃痛之本。

二、醒胃必先治肝

七情内伤，脾胃先病；胃土久伤，肝木愈横，此为侮其所胜也。故叶天士有"肝为起病之源，胃为传病之所"（《临证指南医案·卷二·木乘土·鲍案》）之说。木郁土位，制肝补脾，升阳散郁，皆理偏就和为治。仲景有治肝当先实脾之说，叶桂有醒胃必先制肝之论，实为对待之法。余宗此说而广变通，每获良效。

三、治痛之要在于通

胃为六腑之一，"六腑者，传化物而不藏"（《素问·五脏别论》），以通为用。无论食滞、气郁、血瘀、阴虚、虚寒，其发为疼痛者，皆因胃失和降，气血不通所致。故治胃痛，要在于通。然"通"字之意须全面理解。调气以和血，调血以和气；上逆者使之下行，中结者使之旁达；虚者助之

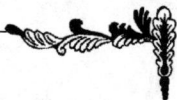

使通，寒者温之使通。凡此种种，皆使之通降而已。

临证治胃，遵此法而又灵活变通。遣方用药，据其证而各有侧重。主次分明，贴切妥当。

例1：杨某，男性，40岁。

胃部作痛，每发于饥时，夜卧不安，时发惊恐，大便较多，脉象弦紧，宜用益胃止痛法为治。

处方：生、炙甘草各6克，当归10克，炒杭芍10克，广藿香10克，延胡索6克，云苓10克，广皮10克，肥玉竹4.5克。水煎服，二剂。

二诊：服前方大便较多，余症略同前，脉弦紧之象较缓和，拟照前方化裁。

处方：生甘草6克，炙甘草10克，当归10克，泽泻10克，藿香10克，延胡索6克，姜川朴4.5克，沉香曲10克，云苓12克，肥玉竹6克，莱菔子10克，生姜2片。水煎服，三剂。

三诊：服前方诸症略见轻，大便略多，仍宗前法。

处方：生甘草6克，炙甘草10克，当归10克，泽泻10克，玉竹6克，云苓12克，五味子3克，煨豆蔻3克，延胡索6克，沉香曲10克，生姜3片。水煎服，三剂。

此后胃痛渐止，余症渐安。

例2：杨某，男性，22岁。

胃部作痛，经西医检视诊为溃疡。脉象两关脉均滑大，拟与和胃利气止痛法。

处方：生、炙甘草各10克，台乌药4.5克，银花12克，小枳实3克，嫩乳香6克。水煎，分两次服。

二诊：胃痛略轻，右关脉仍滑大。拟照前方化裁。

处方：生甘草15克，台乌药4.5克，银花15克，小枳

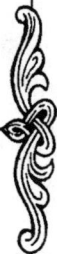

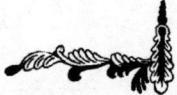

实6克，嫩乳香6克，花粉12克。水煎，分两次服，三剂。

三诊：胃痛轻减，右关脉较好，左关脉弦大，仍宗原法加减。

处方：生甘草15克，台乌药6克，金石斛12克，小积实6克，嫩乳香6克，天花粉12克。水煎服。

四诊：症见好转，仍照前方化裁。

处方：生、炙甘草各16克，台乌药6克，天花粉12克，嫩乳香6克，藿香10克，银花10克，炒枳实3克。

此后痛止，半年未见复发。

【按】此系以治胃为主之法。故以生、炙甘草为君。东垣曰："甘草味厚气薄，可升可降，阴中阳也。不足者补之以甘……生用则气平，补脾胃不足而大泻心火；炙之则气温，补三焦之气而散表寒，除邪热，去咽痛，缓正气，养阴血。凡心火乘脾，腹中急痛，腹皮急缩者倍之。"余用之，取其亦补亦清，以甘缓之，以甘泻之之意。对胃痛绵绵，时发时止者，常用生、炙甘草等份，共研细末冲服，每服二钱（约6克），日服2～3次。亦每每获效。

生、炙甘草之用量因症而异。胃实有热，右关滑大者，宜以生草为主，炙草可酌减或不用。同时，加银花以清热，佐花粉以养阴；胃虚有寒，其脉弦紧者，宜重用炙草而减生草，同时，加姜朴、煨豆蔻等以温中理气。

脉左关弦大者，乃肝旺有余，宜酌加乌药、枳实、延胡索之属以行气，舒肝止痛。然用量宜轻，取其利气止痛之效，同时酌加芍药、当归、乳香等柔肝行血之品。一则防行气太过而伤阴，二则可柔肝、缓肝，三则可增强止痛之效。此法之特点是：以治胃为主，在治胃中着力于制肝。而"通"法则寓于治胃制肝、调和气血之中。

例3：史某，29岁。

胃部作痛已数年。现旧病复发，已近二个月。脉象右关弦紧，舌苔白，拟用温胃理气法。

处方：炒苍术6克，炒白术6克，广皮10克，炒杭芍12克，高良姜4.5克，云苓12克，姜半夏10克，姜川朴6克，炙甘草10克，藿香10克。水煎服，三剂。

二诊：服前药后小效，继进前法。

处方：炒苍术10克，延胡索10克，姜半夏10克，藿香10克，广陈皮10克，姜川朴6克，高良姜6克，云苓12克，炙甘草6克。水煎服，三剂。

此后，胃痛渐止。嘱其慎饮食、起居，以巩固疗效。

【按】胃痛数年，反复发作，胃气虚衰可知。今脉右关弦紧而舌苔白，乃寒证之候，故治以温胃理气法。其治在胃，其法用温，温而通之。然胃气虚寒，阳微气阻，必致血滞，恰如邵新甫云："气既久阻，亦应病，循行之脉络自痹。而辛香理气、辛柔和血之法，实为对待必然之理。"故于温通之法中，附以调血之品，调血以和气，制肝以醒胃。

此案所治系用厚朴温中汤化裁，所不同者，在于苍、白术共用。因白术微苦性温，其功在除湿，除湿便能益气，益气而便能和血，故补中益气用白术之功为优；苍术其味甘辛而性燥，丹溪谓苍术能解诸郁，强胃而发谷之气，能径入诸经，疏泄阳明之湿，故苍术有除湿快气之专能。二者合用，有益气和胃，解郁和血之功。其中加藿香，以其辛甘苦，气味芳香，可助胃气，开胃口，扶正气，治心腹诸痛而用之。而延胡索专理气滞、血涩之痛以舒肝，白芍可柔肝和血，其与甘草相伍可增强止痛之功，故用之以两调气血。如是，寒得温而祛，胃气因和，气血得调而痛止。

例4：王某，男性，32岁。

胃脘作痛，西医诊为十二指肠溃疡，为时已久，大便泄，色黑，脉象左关弦数，右关弦紧，两尺脉小数，拟用和肝缓中法为治。

处方：干地黄12克，南沙参10克，藿香10克，台乌药6克，高良姜4.5克，延胡索6克，炒白术10克，潞党参10克，炙甘草10克，炒枳壳4.5克。水煎服。

二诊：服前方痛稍减，脉略同前，仍按原法。

处方：南沙参10克，高良姜4.5克，炙甘草12克，潞党参10克，台乌药6克，延胡索6克，炒白术10克，盐广砂3克。

三诊：胃部疼痛轻减，大便色黑亦稍变黄，左寸脉尚弱，右寸较好，关脉尚弦紧，再进前法。

处方：南沙参6克，台乌药6克，广砂3克，潞党参10克，炙甘草15克，郁金4.5克，高良姜45克，於术10克。

四诊：症状悉减，大便色渐黄，继进前法。

处方：南沙参10克，生於术10克，郁金4.5克，高良姜3克，炙甘草15克，姜夏4.5克，生姜2片。

【按】此案虽痛在胃脘。但病源在肝。正如华岫云曰："《内经》所载肝病，难以尽述，大凡其脉必弦，胁或胀或痛，……若一犯胃，则恶心干呕，脘痞不食，吐酸涎沫，克脾则腹胀，便或溏，或不爽。"今脉弦、脘痛、便泄乃为其候。久痛伤络，络伤则血溢，故大便泄而色黑。其左关脉弦数者，木火盛也；右关弦紧者，中土虚而有寒。当以和肝缓中法治之。用地黄、沙参等养肝阴以和血，佐元胡、郁金之属疏肝以行血，宗魏柳洲之法以和肝。因其中虚，故用参、术、良姜、草诸味温补中土，佐以乌药，以其辛温之性增加行气散寒止痛之功。参以藿香、枳壳利气之品。如是，则肝阴得养，肝气畅达，寒气得去，中土健运，血脉通调。因而便转黄，泄可止而痛可除也。胃痛一症，寒热错杂者，最为难治，往往有顾此失彼之患；需详审病因，理偏就和以治之。此案病本在肝，治宜着眼于肝，然用药上，治肝者少，实脾者多，此乃治肝先实脾之用也。寒热并用，柔刚相济，妙在适度。用药中病即止，力戒庞杂。

例5：朱某，女性，51岁。

肝郁兼胃有积滞，以致时作胃痛。脉象两关均大而有力。拟用调肝开郁兼和胃化滞法。

处方：川贝母10克，姜朴6克，炙香附10克，延胡索10克，枳实4.5克，广皮10克，炒白术6克，广砂4.5克，姜半夏10克，云苓10克，沉香曲10克，生姜3片。水煎服，三剂。

二诊：胃痛未作，大便欠调，拟用调肝开郁利大便法。

处方：川贝母10克，姜朴4.5克，姜半夏10克，枳实6克，广皮10克，炒杭芍10克，炙香附12克，延胡索6克，沉香曲10克，生甘草6克，生姜3片。水煎服，二剂。

三诊：诸症悉减，仍宗前法。

处方：姜川朴4.5克，延胡索6克，炙香附10克，炒杭芍10克，高良姜3克，广皮10克，姜半夏10克，台乌药3克，枳实6克，生草6克，生姜3片。水煎服，三剂。

四诊：病已痊愈，改为丸方以善其后。

处方：姜川朴6克，炙香附12克，延胡索10克，广皮10克，淡干姜10克，枳实10克，乌药10克，云苓10克，炒杭芍12克，姜半夏10克，焦曲12克，甘草10克。

上药共为细面，生姜汁 12 克，和面糊为丸，如绿豆大。每早晚各服 20 丸，白水送服。

例 6：郭某，女性，52 岁。

肝胃不调，食物不下，时有呕逆，口苦，脉象左关弦数，右寸略弱，右关弦，拟用和肝胃、降逆法为治。

处方：川贝母 10 克，姜朴 4.5 克，姜半夏 10 克，青竹茹 12 克，广皮 10 克，藿香 10 克，炙香附 10 克，云苓 12 克，焦白术 10 克，生姜 3 片。水煎服，二剂。

二诊：服前方呕吐已止，午前已能食，唯下午仍不思食，口苦，脉象左关弦数，右寸小数，拟照前方加减。

处方：川贝母 10 克，连翘 10 克，姜半夏 10 克，藿香 10 克，青竹茹 12 克，姜朴 4.5 克，甘菊花 10 克，焦白术 10 克，炒山栀 4.5 克，云苓 10 克，炙香附 10 克，生姜 3 片。

三诊：服药后，症轻减，两关脉尚大，拟用和肝理脾之法。

处方：川贝母 10 克，姜朴 4.5 克，藿香 10 克，青竹茹 12 克，甘菊 10 克，枳实 3 克，炒山栀 6 克，延胡索 10 克，姜半夏 10 克，生甘草 6 克，广皮 6 克，焦白术 4.5 克。

四诊：症、脉均安，拟宗前方化裁以善其后。

处方：川贝母 10 克，藿香 10 克，广皮 10 克，炒白术 10 克，姜半夏 10 克，延胡索 6 克，枳实 6 克，青竹茹 10 克，广砂 3 克，生甘草 6 克，生姜 2 片。

【按】此两案均为肝胃不和所致，所不同者，一有积滞而便不爽；一有呕逆而食不下。故其治和肝胃为大同，而散郁结、降呕逆为小异。目的在于使肝胃得和，胃气得降。其君用川贝者，以其清宣肺金以制肝木，开散郁结以和胃。其气味苦辛微寒，可润心肺，除热痰，开郁结，和中气，除心下实满及胸胁逆气。方中佐枳实、香附、元胡以舒肝，合姜夏、姜朴、陈皮以和胃；气上逆而呕者，加竹茹、藿香、生姜以降胃气；气结而便不爽者酌加枳实用量，佐沉香曲以导滞降气。有热者，合甘菊、山栀。并用苓、术之类以益中气。如是，肝气畅达，胃气得降，气道得通，则痛止而诸症除。

论治经闭

经水，阴水也。属任冲二脉，出自肾中。为至阴之精，而有至阳之气，故其色赤。女子二七而天癸至，七七而天癸绝。然年未至七七而经水先断者，虽有血枯、血滞之故，但并不尽然。不能一见女子经脉不行，便认作血枯，妄用滋补之品，亦不可即以为经闭死血而轻用通经破血之药。究其源，有因脾虚者，有因胃火者，有因痰饮者，有因劳伤心血者，有因怒伤肝而血滞者，有因肾阴不足而虚羸者，有先病而后致经不行者，亦有经不调而后生诸病者，临证当审其脉证，寻根求源而治其本。脾虚者，调而补之；胃热者，清而导之；痰湿者，利而补之；伤心血者，逸而补之；怒伤肝者，和而调之；血滞者，化而通之；气不行者调脾胃；阴不足者益脾肺；先病而后经不行者，当先治病，病去则经自调；经不行而后病者，当先调经，经调而病自除；血少而经不行者，宜养肝脾；果有血块瘀结者，方宜行血通经；此治之大法也。然临证诊病，病状多有庞杂，不可拘泥于一方一药，当以审证为准，遵大法而灵活变通，遣方用药，随证化裁，方能得心应手，药到病除。

一、通经之要，在于开源

血为女子之本，冲为血海，任系胞胎，妇人的经、带、胎、产的整个过程，主要依赖于冲任二脉正常，而冲任之盛衰，又依赖于肝、脾、肾三脏。肝主冲、任，脾为生血之源，肾藏精而为先天之本，故三脏和调，气血充和，月事以时下。经闭者，月水不通也，必以通为治，然通经之法，绝非破气、破血之属所能囊括。气血虚者，养正为通；湿寒滞者，温化为通；气血郁者，行气活血为通；心肾不交者，水火既济为通；……总之，抓住肝、脾、肾三脏，使气血冲和，升降得宜，通即寓于其中，即所谓开其源也。

二、通经之基，要固脾胃

脾为后天之本，生化之源，为气机升降之枢纽。经闭患者，无论虚实，伤及脾胃者居多，故固护脾胃，养其生化之源，为通经之基础。恰如《医学入门》所云："经水不通，不出虚、热、痰、气四证，不调亦大致相同。随证调治，饮食调和，自然气血流通。"

三、通经之要，妙在变通

同是经闭，其证各有不同，故临证施治宜随证变通，方能药到病除。气郁血滞者，虽有血病，亦先调气，气不调则血不行，法当开郁气、行滞血。其治在肝、脾，先调其气，次治瘀血，以无损脾胃为要。脾肾久虚，形体羸弱者，宜先治其虚，养其正，病去则经自调，法益培中土而补肾脾，以复正气为要。寒湿凝滞者，法当行气导痰，俟气通湿去，而经水自调。

现举三例验案以说明之。

例1：邵某，女性，18岁。

经水六月未行，身倦无力，食欲不振，大便秘结，脉象左关脉弦数而大，右寸脉小数，右关脉濡。系气滞血凝兼脾胃虚弱所致，拟用和肝化瘀血、健胃之法为治。

处方：当归10克，莪术4.5克，酒赤芍6克，延胡索10克，川贝6克，藿香10克，云茯苓12克，枳实（研）3克，炒白术12克，半夏曲10克，生姜3片。

二诊：服上药后，症象略见轻减。脉象左寸略弱，两关脉均见好转，拟照前法化裁。

处方：当归10克，远志肉10克，酒赤芍10克，云苓12克，浙贝12克，炒白术10克，南红花10克，桃仁（研）4.5克，枳实（研）3克，半夏曲10克，广藿香6克。

三诊：经水已通，诸症均已渐愈，唯身体疲乏，小有劳则不支，拟用健脾益气兼和肝养血之法为治，改用丸剂，以期缓缓图功。

处方：当归18克，炒白术15克，川贝母12克，佩兰12克，川芎10克，延胡索10克，姜半夏12克，远志12克，广皮12克，云茯苓12克，生白芍12克，枳实6克，炙草10克。

上药共为细面，为丸，如绿豆大，每早晚各服20丸。

【按】此案系18岁少女，经水六月未行。其经不通者，在气滞血凝。左关脉弦数而大，右寸脉小数乃为此候。其身倦无力，食欲不振，大便秘结者，系脾胃虚弱所致，右关脉濡即此兆。气滞血凝则经道不通，脾胃虚弱则后天失养，生化不足，故经闭6个月未至。此虚实夹杂之证也。乃肝实而脾虚。故其治主以和肝化瘀，附以健胃益脾。攻补兼施，肝脾同治。而化瘀尤以疏气为先，故用莪术、枳实、延胡索之属。轻用其量，旨在通气化瘀，不致破气伤正。归、芍以柔肝养血。其用酒赤芍者，取其养血而有活血之用。健脾益胃，则重用白术、云苓，意在实脾以养正。白术之用在除湿，其功在除湿即能益气，益气而便能活血，故补中益气，则白术之力为优。待气道通，症轻减之后，则减莪术、延胡索，加红花、桃仁以活血通经。于此可见，治气滞血瘀者，先以治气，后以活血，随病势进退而遣药，用药贴切，条理清晰。故二诊而经水通，诸症除。然虑其脾胃气虚，非一日能复，故改丸剂，主以健脾益气，附以和肝养血，以缓缓图功，巩固疗效。此乃统顾全局，攻补兼施，标本同治之法也。

例2：王某，女性，32岁。

溏泄已数月，每晨起必泻，一日一夜泻四五次。经水两月未至，且咳嗽，痰多，心悸，午后发热，夜间时有汗出。诊其脉，六部皆虚，右部尤甚，此气血两亏之象。拟用培中兼益肺肾之法为治。

处方：炒山药30克，寸冬12克，云茯神12克，远志肉10克，炒阿胶10克，五味6克，盐故纸6克，炮肉蔻4.5克，建泽泻10克，前胡6克，巴戟肉4.5克，当归（土炒）12克，金狗脊12克。

二诊：服上药后，证、脉小有好转，唯午后发热、盗汗依旧，照前方去前胡、巴戟肉，加丹皮10克，青蒿4.5克，潞党参10克。

三诊：服上药后，泻、咳均减轻，仍遵前法，加炙吴萸4.5克，橘红10克，减狗脊、青蒿。连服二剂后，加肥玉竹6克。

四诊：近两日泻已止，胃纳亦佳，咳嗽甚少，发热及汗出均亦渐止。脉象：左寸、右尺尚弱。拟用益肾阳、补心气之品治之。

处方：炒山药 18 克，熟地 12 克，胡芦巴 6 克，远志肉 10 克，肥玉竹 10 克，桂心 3 克，麦门冬 12 克，炒杭芍 12 克，云茯神 12 克，丹皮 10 克，巴戟肉 6 克，煨肉蔻 4.5 克，建泽泻 10 克，伏龙肝 18 克。

五诊：服前方数剂，身体渐渐康复，月事时下，故以上方诸药，加重其量为丸服用。更令患者外贴参桂鹿茸膏，凡三越月而受孕矣。

【按】患者溏泻数月，且有咳嗽多痰，尚兼发热、盗汗。虽有经闭，然此属于先病而后经不行者，经云：气上迫肺，心气不得下通，故月事不来也。又云：肾脉微涩，为不月。今溏泻每自晨起始，乃脾胃阳虚，致使气血俱衰，故六脉皆虚而经水不行。气上迫肺，则咳而汗、热，故当先治他病，病去则经水自调。首以培中兼益肺肾之法，止其泻而去其咳。方中重用山药，以其益肺肾之阴而治虚泻，合四神、巴戟、狗脊诸味，共奏温补脾肾之功。其用玉竹者，先生谓其似人参而力逊，功在益中土，利升降之机，可除闷，润心肺。寸冬、远志、阿胶诸味，益阴清热，润肺止咳而交通心肾。俟泻止，咳除，热清，气血得复，又以温阳补中，补益心肾之法，使心气下通，肾水上济，养其正而调其经。凡五诊，身体渐复，月事以时下，而可有孕。此洽经闭气血俱衰证之变法也。

例3：路某，女性，43 岁。

经水三月余未行，腹部作胀，四肢各部作疼，脉象：左三部现结象，右关、尺均无力，系湿寒凝滞、气通不利所致。拟用温中化湿利气之法调治。

处方：焦茅术 10 克，云苓 12 克，小青皮 10 克，姜半夏 10 克，桂枝 6 克，广陈皮 10 克，建泽泻 10 克，姜朴 4.5 克，生甘草 45 克，生姜 3 片。

二诊：服药二剂后，经水已通，腹胀轻减，拟照前方加减。

处方：焦茅术 10 克，姜朴 4.5 克，建泽泻 10 克，姜半夏 10 克，肉桂 4.5 克，炒杭芍 6 克，云茯神 12 克，陈皮 10 克，生甘草 4.5 克，生姜 3 片。

药后，腹胀除，遂告痊愈。

【按】本案虽为经闭，然患者腹胀，四肢疼痛。胀为气滞，痛为壅塞不通所致。说明其病之由在于气道不利。左脉结象，乃气壅湿滞，阴盛气结之候。况患者年已四十有余，虽未至七七之数，亦近于脾肾趋衰之时。统观其脉、证，知病在气在湿，而非病血也，故用温中化湿利气之法。全方用药十味，寓三法于其中。君茅术以健脾，以苓桂术甘通阳化气，合二陈以健脾利湿，附朴、姜以利气，佐青皮以舒肝，伍泽泻以化湿。共奏温中、化湿、利气之功。如是，脾胃得和，气道得顺，水湿得化，荣气足而血得以生，经水自然而通。此乃治本之法也。虽未治血，但一帖而应，二诊而愈。

口噤不开案

一人平素体虚，每晨大便多溏，忽因感受表邪，牙龈左部肿，口不能开。左眼缘并生小疮。其脉两寸浮，右寸微数，左关弦，两尺弱，当与以下方。

荆芥穗6克，银花10克，防风4.5克，赤芍10克，大豆卷10克，藿梗4.5克，钩藤3克，甘菊6克，生甘草3克。

本病之起因，由于受风，故方中与以荆芥穗（辛散）、防风（辛温散）以祛风邪；因其上焦有风热，故与以银花（辛凉清胃热者）、甘菊（辛凉清肺热）；阴中有热，故用大豆卷（按：在尺略浮，大豆卷性平，能升散阴中之表热）；病当暑夏，欲微作呕，故用藿梗（辛散去湿，为暑中和胃药）；其肿痛在左，故用钩藤（清肝经络邪）以清肝而去风；病者每于经前辄发此病，故加赤芍（苦酸能行血平肝）；此本方之意也。

病者服前药后，牙龈肿消，口已能开，唯曾泻二次，经期至而未行，当加炒山药（甘平补脾止泻）、焦茅术（苦燥祛湿健中）、云苓；因其病人血素虚，故加当归；经水当行不行，故加南红花（红花能行瘀血）。

服药二剂后，诸症稍减，仍用原方加川芎（辛温行血），此后遂渐痊愈矣。

暑 温 案

一人感受暑温，病将匝月，脉象浮，左关尺躁盛，右寸关数大，舌上无苔。以前所服汤药过于复杂，直不能指为所治何病，故病后迄余治时，发热未减。余诊其脉后，即认为清解为正治法，当拟一方如左（下）。

连翘10克，银花10克，淡豆豉10克，花粉10克，甘菊10克，赤芍6克，川贝10克，生草3克，鲜石斛12克。

病者脉象尚浮，舌上无苔，口不作渴，是其服药虽杂，而邪热未陷，故仍从表治。银花、连翘（甘苦清上焦风热）、甘菊皆清解表热者也。淡豆豉（甘淡清阳分之热）为温热病在表必用之品，其左关尺躁盛，故用之。天花粉（苦寒清胃热生津）、鲜石斛（苦寒清肝热）、川贝母（苦寒清肺热），或清肝胃，或清肺，皆以去其发热之原；更用赤芍和肝，生草和中，则热可解矣。

第一方服后，病热大减，脉之数已不如前，胃亦渐能纳谷，但因其脉右寸关略濡，因拟左方。

银花10克，天花粉10克，小青皮4.5克，知母3克，炒扁豆12克，真云苓10克，连翘10克，辽沙参4.5克，藿香梗6克，生草3克，鲜石斛12克。

病者右寸关略濡，故加沙参（甘平补肺）、藿梗（亦清胃之药），此本方之意也。

此方服后，症脉均佳，唯右胁作痛又复发作，拟于前方加以利气化湿之法。

川贝母6克，酒芩3克，连翘10克，姜半夏4.5克，橘红10克，白薇3克，冬桑叶10克，云苓10克，藿梗6克，炒扁豆10克，姜连0.6克（研），五灵脂0.6克，生甘草3克。

本方以姜半夏（辛苦燥湿）、广橘红（去湿化痰）、白扁豆、云苓为燥湿化痰之品，白薇（苦寒解热）解表热者也，姜连（苦寒去心热）清热燥湿者也，桑叶（甘凉清上焦风热）以清解上焦之热。五灵脂（去瘀止痛）和肝活瘀以止痛。其痛在右胁，本宜用化湿利痰之药，以其平素肝盛，故佐以灵脂。

此方服后，胁痛仍未平息，其脉左关弦大，右关略濡，断为肝郁湿滞之所致，当拟方如下：

川贝母 10 克，酒芩 4.5 克，白薇 4.5 克，台乌药 3 克，佩兰 10 克，赤芍 10 克，白蒺藜 6 克，云苓 10 克，延胡索 6 克，鲜石斛 12 克，姜夏 4.5 克，白术 4.5 克（炒），煅牡蛎 10 克，忍冬藤 10 克

本方于前方中加乌药（利气和肝止痛）、延胡索以和肝止痛，以白蒺藜柔肝，俾其肝气不得上逆，佩兰叶香以疏络而止痛，白术（苦温补脾）、姜半夏（苦平温利少阳之气）以燥湿化痰。

此方服后，右胁痛大减，连服二剂，已能起坐，唯仍不时发作小热，遂加减如后方：

连翘 10 克，忍冬藤 10 克，天花粉 10 克，白薇 4.5 克，佩兰叶 10 克，姜半夏 6 克，延胡索 6 克，白蒺藜 10 克（炒、研），焦曲 10 克，酒芩 4.5 克，川贝母 10 克，赤芍 10 克，石斛 12 克，煅牡蛎 4.5 克。

本病右胁痛减，又复小热者，肝、肺、胃之热邪未尽，气之升降未复其常度，故仍做小热，诊其脉左寸数，故加连翘，右关略大，故加焦曲（甘平化谷食）以助消化。天花粉（甘平清胃生津）清胃以生胃液，此本方之意也。胁痛已渐愈，是湿邪已去，故减去白术、云苓。台乌药，调肝理气止痛者也。胁痛既已衰其大半，则无取乌药之调肝，且恐其过伤肝气，故去之也。

此方连服两剂，而病遂完全康复矣。

血 虚 案

今有妇人，年卅许，经后辄胃空，非多食不能饱，其脉两寸数，两关暨右尺无力，此因血虚，火上炎而不能温下焦，故下肢及腰部觉酸痛。拟方如左：

当归4克，酒芩1.5克，金狗脊3克，小茴香1克，蒌蕤2克，熟地4克，云苓3克，炒杭芍3克，姜黄连6克，炙草2克。

本病主要原因为血虚，故以当归（辛温补血）、杭芍（苦酸养血和肝）、熟地（甘平补血，多食能生中气，故胃空者，以此治之）以补血，狗脊（平补肝肾）补肾与肝，蒌蕤（平补脾胃）、云苓（甘淡渗去湿，所以健脾）、炙草（甘补脾胃）补中以益气，姜连（苦清心火）、酒芩（苦清肺火），去上焦之热。右尺无力，为下焦虚寒之象，故用茴香（辛温散寒）温下焦以散寒，此制方之大意也。

经 闭 案

一妇人年32岁，溏泻已数月。每晨起必泻，一日夜四五次。经水两月未来，且咳嗽、心悸、多痰，下午发热，夜间有时汗出，诊其脉六部皆虚，右部尤甚。此气血两亏之象，拟与以培中兼益肺肾之法为治。

炒山药 30 克，寸冬 12 克，云茯神 12 克，远志肉 10 克，炒阿胶 10 克，五味 6 克，盐故纸 6 克，炮肉蔻 4.5 克，建泽泻 10 克，前胡 6 克，巴戟肉 4.5 克，金狗脊 12 克，土炒当归 12 克。水煎，分二次服。

又方：

照前方去前胡、巴戟肉，加丹皮 10 克，青蒿 4.5 克，潞党参 10 克。服四剂后，泻嗽均减轻，仍照前加炙吴萸 4.5 克，橘红 10 克，去狗脊、青蒿，服二剂后加肥玉竹 6 克。

过两日，已不作泻，胃纳亦佳，咳嗽甚少，发热及汗出均亦渐止。脉象左寸右尺尚弱，拟与以益肾阳及补心气之药治之。

炒山药 18 克，熟地 4 克，胡芦巴 6 克，远志肉 10 克，桂心 3 克，肥玉竹 10 克，寸冬 12 克，炒杭芍 12 克，云茯神 12 克，丹皮 10 克，巴戟肉 6 克，肉蔻 4.5 克（煨），建泽泻 10 克，伏龙肝 18 克。水煎，分二次服。

服前方数剂，身体渐次康复，月事时下，当令其以前方加重其量为丸，每晚服。更令其外贴参桂鹿茸膏，凡三越月而受孕矣。

睾丸结核案

王某，年 9 岁。5 年前右项下生结核，溃破后，迭经医治，迄未封口，后右睾丸肿大，因失治遂成木肾。本年 3 月，因感时邪而生疹，疹愈后，忽两腿无力，不良于行。盖其身体歪斜，以手支颌者，两年余矣。迭经西医诊治，断为结核性脊骨病。皆谓其病为时过久，无多希望，只得以石膏床纠正之，睡两年后，看其情形如何。病者因惮于此种长期卧床治法，绝不去医院诊治。其父母苦于无解决办法，日坐愁城。端节前一周时间，最为紧张。缘患者不能步行，且胃纳亦少，形容憔悴，终日只怒气，或哭泣而已。余与病者之父为老友，时相过从，睹此情形，实难坐视。爰即其之病情详加研讨，当得其症结之所在。

病者于其父58岁时生，先天禀受自感不足，生后时患小病，与以方药，辄就痊可。然体质衰弱，医者每谓其营养不良，时嘱其父母加以注意。其父母遵医生之嘱，病者遂得恣食肥甘。为时既久，阳明遂生积热，久则太阴脾阴受其消烁，阳明及少阳之热上炎，而肺失其清肃，此项右结核之所由成也。脾阴受烁，久则伤及肾阴，肾之禀受于先天者，本不充盈，今间接而受阳明之消烁，遂致肾阴竭而髓枯，骨髓不充，故支持无力，脊骨、腰骨、下肢骨相继而发现各病，《内经》所谓"尻以代踵，颈以代头者"，即此类。其睾丸部分因肾阴虚而郁热，外为湿寒之邪束缚而成。总上病情，本甚复杂，但简括治法，并不繁难，其法为何？则清阳明之热，而滋脾肾之阴为其主要治本办法。拟分三步骤以治疗之：第一步，滋髓以坚骨；第二步，调肾阴阳以化木肾；第三步，治疗标病。兹将经治处方择录数帖如下：

（1）熟地　正元参　金毛狗脊　甘菊　南沙参　炒山药寸冬　炒杜仲　台党参　丹皮　豨莶草　车前子　炙虎骨鲜石斛

（2）熟地　正元参　绵茵陈　甘菊　南沙参　炒山药寸冬　炒杜仲　台党参　丹皮　豨莶草　炙虎骨　牛膝　车

前子

（3）干地黄　正元参　南沙参　生薏米　炒山药　炒杜仲　生黄芪　甘菊花　台党参　金狗脊　炙虎骨　豨莶草　川牛膝　车前子　广寄生　独活

（4）干地黄　正元参　南沙参　炒山药　寸麦冬　甘菊花　豨莶草　台党参　鲜石斛　川牛膝　带节芦根　金狗脊

（5）干地黄　正元参　南沙参　炒山药　寸麦冬　甘菊花　生黄芪　台党参　鲜石斛　鹿角霜　川牛膝　炒杭芍　炒冬术

（6）干地黄　正元参　南沙参　炒山药　甘菊花　寸麦冬　炙虎骨　豨莶草　盐知母　盐川柏　生黄芪　忍冬藤　带节芦根　川牛膝　节菖蒲　鹿角胶（炙、研）

（7）干地黄　正元参　南沙参　炒山药　甘菊花　金狗脊　炙虎骨　生黄芪　寸麦冬　豨莶草　川牛膝　鹿角胶　盐知母　台党参

（8）干地黄　正元参　南沙参　生薏仁　甘菊花　炒山药　姜半夏　广陈皮　云茯苓　炙虎骨　建泽泻　豨莶草　焦茅术

（9）干地黄　正元参　南沙参　姜川连　甘菊花　炒山药　姜半夏　广陈皮　建泽泻　生薏米　云茯苓

经治半年，二日一诊，处方甚多，谨从中择其有代表性变通化裁之方录于此，其未注用量者，系因每方服用过程中，药量均有变化，视病势进退而增减，非一成不变，故未录药量。

病人服药后，阴液渐复，骨力渐增，步履已渐如常，胃纳、睡眠均如常人，憔悴之容颜亦转为丰腴，即两年来之支颔，久已忘却矣。此第一步治疗之成效也。继而在化木肾治疗中，睾丸亦渐由坚硬变为柔韧，行走、散步亦渐敏捷，怒气、哭泣亦已消除，可嬉笑玩耍。此第二步治疗之成效也。最后，腹胀除，湿热去，项下结核溃破之处亦渐愈合，遂渐痊愈。

【按】此为30年代之验案，患者至今健在，愈后，一直未见复发，及至成年，婚配、生子全无影响，婚后，有一子一女，亦均已长大成人。

溃疡病术后治验

案1：张某，男，42岁。

曾患"胃溃疡"病，业经手术数次，现症食物入后，晚间始发胀闷吞酸，消化不良，脉象弦紧，似有朝食暮吐之状，拟调胃降逆之法为治。

处方：姜半夏12克，潞党参10克，广皮10克，藿香10克，炙甘草10克，生姜3克。水煎，分二次服，食前服。

二诊：服上药后，胃部仍感不适。且身体疲乏，脉两寸无力，左关脉弦，右关脉略紧，拟照前方加减。

处方：潞党参15克，广皮12克，姜半夏12克，南沙参12克，炙草12克，台乌药4.5克，广藿香10克，生姜4.5克。水煎，分二次服。

三诊：服前方胃胀闷略减，唯尚吞酸，脉象右关已不弦紧，左关尚弦，拟照前方加减。

处方：潞党参12克，姜半夏15克，广皮10克，藿香

10克，小青皮6克，炙甘草12克，生姜4.5克。水煎，分二次服。

四诊：症状悉减，脉象左关仍弦，余部皆安，继续前法。

处方：潞党参12克，当归12克，台乌药6克，南沙参10克，炙草10克，藿香10克，炒杭芍10克，广皮10克，姜半夏10克，生姜3克。水煎，分二次服。

【按】此案患者素有"溃疡病"而又几经手术，气血大伤，脾胃气虚已明。今消化不良，食物入后，晚间腹胀闷而吞酸，似有朝食暮吐之状，且脉象弦紧，实属"胃反"中难治之症。仲景《金匮要略》云："趺阳脉浮而涩，浮则为虚，涩则伤脾，脾伤则不磨，朝食暮吐，暮食朝吐，宿食不化，名曰胃反。脉紧而涩，其病难治。"又云"脉弦者也，胃气无余，朝食暮吐，变为胃反。"胃气虚而脉弦，肝有余故脉紧，土已不足，木气愈横，加之气血大伤，故属难治。本案遵仲景之法，先以调胃降逆法治其胃，用大、小半夏汤合方化裁，佐炙草以益气，合广皮以调气，加藿香以助胃降逆。胃气主降，本宜下行，虚则反逆，故益气、安中、降逆乃其正治。其所不同者，在于本案之脉象弦紧，兼有木旺克土之征。故针对此脉象，加沙参以养阴，伍乌药以畅达肝气。待右关脉弦紧之象得缓而尚有吞酸，左关仍弦之时，易沙参、乌药而加青皮，轻用其量以理肝降气。俟诸症好转后，复加沙参以益阴，合归、芍以养血。如是，胃气渐充而得降，肝气畅达而气血得养，故症除人安。此案之治，主次分明，有守有变。以调胃为主法，意在治本，故遵经守法，贯穿始终。而调肝、益阴、养血之属，则随脉象及病势进退加减变通。此即叶天士"胃为阳明之土，非阴柔不肯协和""凡醒胃必先制肝"之意。守大法而广变通，顺生克而和阴阳，乃其寓意之妙也。遣方用药，一丝不乱，足以启迪后学。

案2：普某，男性，39岁。

主诉前曾患"胃溃疡"业经手术治疗，后又患胆病，又经手术治疗，均已痊愈。近来左胸腹部冬季痛，胃酸过多，每用苏打后，胃酸减少，痛亦随减。睡眠、欲食均欠佳。拟用健胃化饮法为治。

处方：炒白术10克，当归10克，陈皮10克，青皮6克，藿香10克，川芎6克，姜半夏10克，潞党参10克，云苓12克，炙甘草6克，沉香曲6克，生姜3片。水煎，三服。

二诊：症状见轻，唯服药间断则痛复作。拟照前方连续服用。

处方：炒白术12克，当归12克，青皮6克，陈皮10克，藿香10克，抚芎6克，姜半夏10克，潞党参10克，云苓12克，白蔻仁2克，沉香曲10克，炙草6克，生姜3片。水煎，七服。

服上药后，诸症均安。

【按】胃中泛酸、嘈杂而痛，虽皆属肝木，然有寒热之分，今患者经二次手术，气血伤而胃阳衰微，以致积饮内聚，水气泛溢，故而泛酸而饮食欠佳，胃不和则睡眠不安。此脾胃阳虚，治宜温养脾胃而化饮，故以六君子汤为主方，加藿香以化湿醒脾，合生姜以祛寒畅胃而开痰下食。其加沉香曲者，以沉香辛苦性温，其性能降亦能开，故能理诸气而调中，而曲则性缓而开胃化食。诸药相伍，共奏健胃化饮之功。然健胃宜先和肝，以防肝木之气横溢，故以归、芎调肝养血，佐青皮以畅达肝气，于治胃中着力制肝。方证结合，因之一帖而应。其停药痛复作者，乃久病而虚，水饮内停，缠绵难获速效，故复加白蔻，轻用其量，以增其和胃化饮之力，连服七剂，缓缓图功。此制方之大意也。

泄 泻 案

（1）唐某，男性，41岁。

初诊：体质素弱，因感受湿邪，致消化不良，大便时作溏泄，精神疲乏，气短。脉象左关弦细，左尺沉数；右关脉略弦，右尺较弱。拟用滋肾、和肝、益胃之法调理。

处方：干地黄15克，柴胡3克，前胡10克，浙贝母10克，炒山药12克，当归10克，云苓12克，广橘红10克，炒白术10克，姜夏6克，泽泻10克，炙甘草6克。

二诊：服药后，溏泄及精神略见好转，拟照前方加减。

处方：干地黄15克，柴胡1.5克，前胡10克，浙贝母10克，炒山药12克，当归10克，云苓12克，广橘红10克，炒白术10克，肉蔻（煨）3克，泽泻10克，炙甘草6克，款冬花6克。

三诊：诸症均见好转，唯稍有便溏，脉象左关弦细，左尺沉数，右关濡，拟用益脾和肝之法调治。

处方：熟地12克，当归10克，金毛狗脊（去毛）10克，炒山药12克，云苓10克，柴胡2克，广橘红10克，建泽泻10克，杭萸10克，寸冬10克，炒白术10克，炙甘草6克，伏龙肝12克。

【按】此案患者体质素弱，其脉两尺沉弱，左关脉细，右关略弦，且有神疲、气短、消化不良之候。此肾关枢机已弱，脾胃升降失常，复感湿邪，中焦聚湿则少运，肾之封藏失司，故尔作泻。阴伤水不涵木，故左关弦细。右关弦者为胃虚，即仲景"弦为胃减"之谓。盖脾宜补则健，胃宜疏自清，中宜旋则运，下宜封则藏。又虑及湿邪内淫，故宜用消补兼施，扶正祛邪之法。取六味地黄之意，益肝肾而养正。合二陈以健脾利湿，并寓泽泻汤、茯苓白术汤于其中，以利湿止泻。其用柴胡、前胡、浙贝、款冬者，不仅可宣肺气而利三焦，清金以制木，且有引清气上腾，导浊阴下降之用。继而加肉蔻、狗脊以温肾固元，则脾胃充、升降和而泻止。

（2）冯某，男性，58岁。

初诊：因暑作泻，脉象右关虚，左关弦数，右尺略滑，拟用清暑化湿之法调治。

处方：广藿香10克，淡豆豉6克，云苓12克，炒扁豆12克，青竹茹10克，蔻仁（研）3克，建泽泻10克，飞滑石12克，生草4.5克，姜雅连1.5克，伏龙肝12克。

二诊：服上药一剂后，泻已止，唯肠鸣，食欲不振，小便短赤，拟照前方加减。

处方：姜川朴4.5克，炒扁豆12克，云茯苓12克，广藿香10克，广木香（研）3克，飞滑石10克，姜半夏10克，建泽泻10克，生甘草4.5克，竹茹10克。

药后，食欲增，肠鸣减，小便如常，逐渐痊愈。

【按】长夏之月，暑气盛行，所谓暑气，即湿热二气郁结而成。湿热郁结，清浊不分，故尔成泻。此患者因暑作泻，非得香散之药则邪不易去，故用藿香、蔻仁芳香化浊以扶正气，扁豆、云苓、泽泻、滑石淡渗利湿而培中土，姜连、竹茹清热，淡豆豉宣透暑邪，伏龙肝和胃而止泻，合而成为清暑化湿之方。二诊泻止，然肠鸣纳呆，小便短赤，说明暑湿之邪未尽而正气未复，故用姜朴、木香行气和胃之品以调中，姜夏以燥湿。待湿热除、正气复，病自然痊愈矣。

痢 疾 案

（1）张某，女性，20岁。

初诊：患者忽病痢，赤白兼下，白多赤少，一医与以通利剂，痢赤减而里急后重亦轻，另一医又予以补剂，后重复剧，且作呕逆，继经西医与以下剂，得洞泄后，复作白痢，腹痛益甚，约十数分钟一次，如此凡十数日，病者不堪其苦，不饮亦不食，舌苔灰白而尖赤，医者主补主泻，莫衷一是，延诊于余。诊其脉，左寸数而尺滑大，右关尺沉迟无力，右寸、左关则弦涩，其人面色㿠白，日晡后皮肤微热。与以《外台秘要》龙骨汤，寒热并用兼敛阴止痢。

处方：

龙骨15克，牡蛎15克，乌梅肉6克，川连10克，干姜10克，当归10克，白头翁6克，熟艾15克，玉竹10克，炙甘草10克。

当即与服，一服而痢大减，前之十数分钟一次者，今则历一小时余一次矣，连服三剂，病遂渐瘳。

此等患者，察其病状，寒热杂见，而其脉或沉迟无力，或弦涩，均为津液过伤之家。为存津液计，已禁再用泻药，而左寸、左尺之脉，及舌尖之赤，午后之热，可知其余邪伏于阴分而未解。《外台秘要》之龙骨汤，源于《古今录验》，为治疗白痢滞下昼夜无数者而设。方中以龙骨为君，佐牡蛎以固涩止利。乌梅、炙草甘以化阴，干姜、炙草辛甘以化阳，辅熟艾之温以祛其寒；配川连、白头翁以清其热；用当归以和血，血和则腹痛自除。其用玉竹者，以其性味甘平，近似人参而力逊，其功在益中土、利升降之机，益脾胃之津液，脾阴阳平而升降得宜，故邪去而热除也。全方用药十味，寒热并用、阴阳兼顾，共奏散寒清热、敛阴止泻之功。乃此证之的方，非他方所能及也。因解证确切，用药恰当，故一剂而痢大减，三剂而证除，可见遣方用药，必究其本，方能取效。

（2）某女性，40余岁。

暑日因食冰瓜过甚，患痢，腹痛甚，所下为白脓，遂入德国医院，医者予以泻药，越日病益剧，于是延诊于余。诊其脉，沉迟而细，面色黧黑，而语声甚微，此系寒湿所致，拟以辛温散寒之法调治。

处方：干姜，附子，云苓，白术。

嘱其速服，迟则不救矣。

二诊：服一剂后，病者自谓自夜至今，已六小时不痢，不痛。遵原方嘱其照服一剂，遂痊愈。

【按】痢疾一证，原因本甚复杂。其所伤者，亦有在气在血之分，伤脏伤腑之异。治也各有常法，于此不赘。此患者系因暑日贪凉、过食冰瓜所致。纯因于湿寒内蕴，郁折生阳，致成上述之证。医者不识，复每以通下之荡，则寒益甚，阳愈遏而痛愈剧。肠虚而寒气客之，搏于肠间，津液凝滞成白，故为白痢。经云：寒淫于内，治以甘热。故以姜、附大热之品升发阳气，表散寒邪。茯苓、白术补土而利湿。四味合用，共奏温阳、散寒、利湿之功，使湿寒得散，阳气得复，则病自愈矣。此方所用，乃真武汤之变法也。

肝 郁 案

刘某，女性，55 岁。

肝气久郁，致使脾胃俱伤，故心悸、失眠、胸下发闷诸症因之而起，其气上冲，则作嗽，脉象左寸脉数，左关弦，右寸大，拟用和肝调中之法调治。

方用：川贝母 10 克，姜连（研）2.1 克，小枳实（研）4.5 克，焦白术 10 克，当归 10 克，炒杭芍 10 克，云茯神 12 克，延胡索 6 克，广陈皮 10 克，生甘草 6 克，生姜 3 片，姜半夏 6 克。水煎，分二次服。

二诊：1955 年 1 月 9 日。

服前方小效，左寸脉数象已减，左关弦大，右寸数、关濡，拟用调肝益胃法。

方用：川贝母 10 克，前胡 10 克，云茯神 12 克，炒杭芍 10 克，延胡索 10 克，小枳实（研）4.5 克，炒白术 10 克，炒山栀 6 克，广橘红 10 克，白蒺藜（研）10 克，生草 6 克。

三诊：1955 年 1 月 13 日。

服前方，眠食均见好，脉象左关尚弦，但亦较前次为好，右关脉亦渐好，拟照前方加减。

方用：川贝母 10 克，前胡 10 克，白蒺藜（研）10 克，炒白术 10 克，延胡索 10 克，小枳实（研）4.5 克，炒杭芍 10 克，广皮 10 克，云茯神 12 克，生甘草 4.5 克，竹茹 10 克，藿梗 6 克。水煎服。

四诊：1955 年 2 月 3 日。

服前方，眠食均好，唯心跳、多痰尚未痊愈，脉象左寸小数，左关弦数，拟照前方加减。

方用：川贝母 10 克，酒川连 1.8 克，炒山栀 6 克，延胡索 6 克，云茯神 12 克，炒白术 10 克，泽泻 10 克，广橘红 10 克，生杭芍 10 克，生甘草 6 克，竹叶 3 克。

【按】肝气郁久，致使心悸、失眠而嗽，故用贝母为君，以疗郁结之痰，润心肺、开郁结合以调脾胃、清心火，养血柔肝诸味，以成和肝调胃之法。其加减变通之处，学者宜留意焉。

肝胃不和案

郭某，女性，52 岁。1955 年 3 月 3 日。

肝胃不调，食物不下，有时呕逆，口苦，脉象左关弦数，右寸略弱，右关弦，拟用和肝胃降逆法为治。

方用：川贝母 10 克，姜朴 4.5 克，姜半夏 10 克，青竹茹 12 克，广皮 10 克，广藿香 10 克，炙香附 10 克，云茯苓 12 克，焦白术 10 克，生姜 3 片。水煎，分二次服。

二诊：1955 年 3 月 6 日。

服前方呕吐已止，已能食，唯下午仍不思食，口苦，脉象左关弦数，左寸小数，拟照前方加减。

川贝母 10 克，连翘 10 克，姜半夏 10 克，广藿香 10 克，竹茹 12 克，姜厚朴 4.5 克，甘菊花 10 克，焦白术 10 克，炒山栀 4.5 克，云苓 10 克，炙香附 10 克，生姜 3 片。水煎，分服如前法。

三诊：1955 年 3 月 10 日。

服前药，症减，两关脉尚大，拟用和肝理脾之法。

方用：川贝母 10 克，姜朴 4.5 克，广藿香 10 克，青竹茹 12 克，甘菊 10 克，小枳实（研）3 克，炒山栀 6 克，延胡索 10 克，姜半夏 10 克，生甘草 6 克，广皮 10 克，焦白术 4.5 克。水煎，分二次服。

四诊：证脉均安，拟照前方化裁。

方用：川贝母 10 克，广藿香 10 克，广皮 10 克，炒白术 10 克，姜半夏 10 克，延胡索 6 克，小枳实（研）6 克，青竹茹 10 克，广砂（研）3 克，生甘草 6 克，生姜 2 片。

【按】此案症状多为胃气上逆，然脉象见左关弦数，右寸略弱。左关弦数为肝郁而有热，可知胃气上逆实因于肝，故用和肝胃降逆法为治，足见脉症相参之重要。

痹 证 案

（1）顾某，男，42 岁。1955 年 4 月 9 日。

素有风痹病，近因感受风凉，左肩臂痹痛颇剧，脉象左关弦细，左尺沉数，右关弦。拟用养血驱风湿之法为治。

方用：川羌活 10 克，当归 12 克，川芎 6 克，桑寄生 15 克，防己 10 克，柴胡 4.5 克，炒杭芍 10 克，桂枝 10 克，酒芩 6 克，炒茅术 10 克，生草 6 克，灵仙 10 克，晚蚕砂 10 克。水煎，分二次服。

二诊：1955 年 4 月 10 日。

痹痛稍减，但臂仍转动不灵，拟用驱风化湿法。

方用：川羌活 10 克，当归 12 克，威灵仙 12 克，南沙参 10 克，桂枝 10 克，汉防已 10 克，片姜黄 4.5 克，桑枝 15 克，生薏米 15 克，炒杭芍 10 克，川芎 6 克，生甘草 6 克，晚蚕砂 10 克。水煎，分二次服。

三诊：1955 年 4 月 12 日。

痹痛轻减，臂活动自如，左关、尺脉已好，右关濡，拟照前方加减。

方用：羌活 10 克，当归 10 克，生薏米 15 克，桑枝 12 克，防已 6 克，威灵仙 12 克，川芎 6 克，通草 6 克，晚蚕砂 6 克，赤芍 6 克，生草 6 克，生姜 3 片。水煎，分二次服。

（2）钟某，女性，58 岁。1956 年 3 月 4 日。

右腿感受风湿，痹痛已历十数年，时发时愈，每感寒凉辄痛剧，近来复因感冒作咳而发，拟用祛风湿之法为治。

方用：当归 12 克，生薏米 18 克，云苓 12 克，川芎 6 克，炒杭芍 10 克，苏叶 1.5 克，前胡 10 克，嫩桂枝 4.5 克，杏仁 6 克（研），防已 10 克，独活 4.5 克。两剂。水煎，分二次服。

二诊：1956 年 3 月 11 日。

服前方症状见好，拟照前方加减。

方用：当归 12 克，生薏米 18 克，独活 6 克，苏叶 2.1 克，炒杭芍 10 克，云苓 12 克，防风 6 克，威灵仙 10 克，桂枝 6 克，防已 10 克。水煎，分二次服。

三诊：1956 年 3 月 18 日。

服前方，右下肢痛稍减，唯膝以下仍痛，拟照前方加减。

方用：生薏米 18 克，防风 6 克，海桐皮 10 克，川秦艽 6 克，防己 6 克，宣木瓜 10 克，威灵仙 10 克，云苓 12 克，忍冬藤 12 克，独活 6 克，延胡索 6 克。水煎，分二次服。

四诊：1956 年 4 月 8 日。

右下肢痛减，膝下疼痛仅见于午后，拟照前方加减。

方用：生薏米 18 克，独活 10 克，海桐皮 12 克，威灵仙 10 克，防己 10 克，桑寄生 12 克，忍冬藤 18 克，防风 10 克，炒山栀 3 克，宣木瓜 10 克，延胡索 10 克，云茯苓 12 克，川牛膝 3 克。

水煎，分二次服。

【按】痹者，不通也。风、寒、湿之邪杂至，致使经络不通而成。不通则痛，痛为其症，不通为其机理，故治痹证，以通为大法。然"通"法必着眼于通络，通经络必着眼于气血，固然亦应重视祛风寒、湿，但活血通络为其基础。

风 疹 案

王某，女，32 岁。1954 年 4 月 12 日。

风疹五日未愈，胸闷，脉象左关浮大，右关尺均数，拟用清解风热法为治。

方用：炒荆穗 10 克，连翘 10 克，银花 15 克，炒牛蒡 10 克，丹皮 10 克，郁金 4.5 克，茯苓皮 10 克，甘菊 10 克，生草 6 克，生山栀 6 克，赤芍 6 克。水煎服。

二诊：1954 年 4 月 14 日。

风疹已消，胸闷轻减，脉象右关缓濡，右尺小数，拟用化湿清热药。

方用：干地黄 12 克，白芷 4.5 克，炒山栀 6 克，焦茅术 6 克，丹皮 10 克，建泽泻 10 克，川黄柏 6 克，茯苓皮 10 克，生甘草 6 克，赤芍 6 克。水煎服。

【按】此案所述症状略而脉象详，为据脉诊病，浮大为有风，脉数为热，故以清热散风为治，两诊而病愈，示人不可轻视脉诊也。

头 痛 案

（1）赵某，男性，37 岁。1956 年 3 月 25 日。

头巅顶部作痛，且觉沉重，已历数年，后头及项部亦痛，脉象左尺脉略沉，余部均无力，拟用养血兼和肝止痛法。

方用：当归 12 克，炒杭芍 12 克，荆穗炭 6 克，川芎 6 克，云茯神 12 克，远志肉 10 克，柴胡 3 克，藁本 6 克，干地黄 12 克，炙草 6 克，台党参 10 克。水煎，分 2 次温服。

二诊：1956 年 3 月 29 日。

头痛诸症如前，脉象较前有力，拟照前方加减。

方用：干地黄 18 克，炒杭芍 12 克，荆穗炭 6 克，云茯神 12 克，远志肉 10 克，南沙参 10 克，柴胡 3 克，藁本 6 克，生甘草 6 克，荷叶 18 克。水煎，分 2 次服。

三诊：1956 年 4 月 5 日。

头痛较轻减，但头晕仍如前，拟照前方加减。

方用：干地黄 18 克，炒杭芍 12 克，荆穗炭 6 克，南沙参 12 克，川芎 6 克，云茯神 12 克，白芷 4.5 克，酒芩 4.5 克，生甘草 6 克。水煎，分 2 次服。

四诊：1956 年 4 月 17 日。

头痛、头晕均较减轻，拟照前方加减善后。

方用：干地黄 15 克，荆穗炭 6 克，川芎 6 克，南沙参 12 克，炒杭芍 12 克，葛根 6 克，全当归 12 克，云茯神 12 克，酒芩 6 克，生甘草 6 克。水煎服。

（2）王某，女性，30 岁。1953 年 11 月 4 日。

头痛并及于目，起于左侧，近复作晕，胸中沉有癖块，脉象左关弦数，左尺沉，右寸无力，右关大，系肝虚而郁，兼胃气不调所致，病已两年余，拟予以养血和肝兼调胃之法。

方用：熟地 18 克，荆穗炭 10 克，柴胡 2 克，炒杭芍 10 克，当归 12 克，南沙参 10 克，川芎 6 克，小枳实 4.5 克（研），广砂 3 克（研），姜半夏 10 克，炙草 6 克。水煎，分二次服。

二诊：1953 年 11 月 7 日。

服前药后，左偏头痛稍好，胸腹中仍觉痞闷，脉象左关仍弦，左尺略沉，右寸无力，右关较好，拟照前方加减。

方用：熟地 18 克，荆穗炭 10 克，当归 12 克，柴胡 3 克，南沙参 10 克，川芎 6 克，广砂 3 克（研），姜夏 10 克，杭芍 10 克，枳实 4.5 克，炙草 6 克，藁本 4.5 克。水煎，分二次服。

三诊：1953 年 11 月 10 日。

头痛已见轻，脉象两寸脉略弱，据述每年春季发作较重，余时发作尚轻，其为春间肝阳上逆无疑，拟照前方加减。

方用：熟地 18 克，南沙参 10 克，藁本 4.5 克，泽泻 10 克，远志肉 10 克，当归 15 克，藿香 6 克，法半夏 10 克，川芎 6 克，广砂 3 克（炒，研），炙甘草 6 克，云苓 12 克。水煎，分二次服。

【按】头痛一证，原因很多，此两案头痛，一为痛在巅顶，一为头痛及目，示人以此痛属于肝经，且脉多沉而无力，示人以虚，故以养血和肝为治。故凡治头痛，必先明其痛之部位，辨其病因，方能确定治疗大法。

头 晕 案

（1）王某，女性，49 岁。1954 年 10 月 25 日。

头晕，西医诊为"高血压"，脉象左关弦，右关滑，右寸数，拟用清肺肝降逆之法为治。

方用：川贝母 10 克，夏枯草 12 克，小枳实 4.5 克（研），白蒺藜 12 克，柿子霜 6 克，远志肉 10 克，忍冬藤 15 克，云茯神 12 克，南沙参 10 克，干地黄 12 克。水煎，分二次服。

二诊：1954 年 11 月 12 日。

头晕，脉象左尺沉滑，右寸无力，右关脉滑数，拟用清胃肾热之法。

方用：川贝母 10 克，夏枯草 15 克，南沙参 10 克，白蒺藜 15 克（研，炒），枳壳 10 克，远志肉 10 克，忍冬藤 18 克，干地黄 15 克，云茯神 12 克，郁金 4.5 克。水煎，分二次服。

三诊：1954 年 12 月 10 日。

服前药后头晕轻减，唯心中时懊恢。脉象左尺沉数，左关弦，两寸脉无力。拟用调气和肝法。

方用：淡豆豉 6 克，炒栀 4.5 克，川贝母 10 克，潞党参 10 克，茯神 12 克，干地黄 12 克，炒杭芍 10 克，生草 6 克，姜半夏 4.5 克。水煎，分二次服。

四诊：1954 年 12 月 14 日。

药后诸症悉减，唯时有气短，拟照前方化裁。

方用：干地黄 12 克，柴胡 1.5 克，淡豆豉 4.5 克，炒山栀 3 克，党参 10 克，广陈皮 10 克，姜半夏 4.5 克，云苓 12 克，炒杭芍 10 克，建泽泻 10 克，川贝 10 克，生甘草 6 克，生姜 3 片。水煎，分二次服。

（2）蒋某，女性，53 岁。1955 年 11 月 22 日。

头晕，耳鸣，肢倦乏力，遇热则头昏汗出，遇寒则栗，两肩痛，腰疼。脉象左寸浮大，余部均细弱，尤以左部为甚。系血虚感受风邪所致，拟用养血疏风药为治。

方用：羌活 3 克，当归 12 克，炒杭芍 12 克，川芎 6 克，云苓 12 克，生薏米 12 克，桂枝 6 克，酒芩 3 克，桑枝 10 克，生草 6 克，生姜 3 片。水煎，分二次服。

二诊：1955 年 11 月 24 日。

服前方后，头晕、耳鸣、肩腰疼痛均轻减，脉象两寸浮，右寸兼大，余部脉细弱象已较前为好，拟照前方加减。

方用：羌活 4.5 克，当归 12 克，炒杭芍 12 克，云苓 12 克，连翘 10 克，桑寄生 10 克，桂枝 6 克，酒芩 6 克，生薏米 12 克，生草 6 克，生姜 3 片，威灵仙 10 克。水煎，分二次服。

三诊：1955 年 11 月 27 日。

药后诸症悉除，唯两臂上举略觉吃力，拟照前方加减。

方用：羌活 6 克，当归 12 克，嫩桑枝 12 克，连翘 10 克，桂枝 6 克，威灵仙 10 克，酒芩 6 克，云苓 12 克，生薏米 12 克，炒杭芍 10 克，生草 6 克。水煎，分二次服。

药后，两臂上举已觉轻爽，病遂告愈。

（3）王某，女性，48 岁。1955 年 2 月 23 日。

头晕，头闷，恶心，睡眠欠佳，脉象左关弦数，右关滑数，西医诊断为高血压症，拟予以清肝胃之法调治。

方用：忍冬藤 15 克，甘菊花 10 克，生杭芍 10 克，川贝母 12 克，白蒺藜 12 克（研），云茯神 12 克，夏枯草 15 克，炙香附 10 克，生甘草 6 克。水煎，分二次服。

二诊：1955 年 2 月 27 日。

高血压症头痛、耳鸣，睡眠欠佳，服前方症状见轻，脉象左寸数，左关弦大，右关滑大，拟用清肝胃兼益肺法。

方用：忍冬藤 24 克，姜连 3 克，夏枯草 15 克，川贝母 12 克，竹茹 12 克，白蒺藜 12 克（研），甘菊花 10 克，茯神 10 克，金石斛 12 克，炙香附 10 克，杭芍 10 克，炒山栀 4.5 克，姜半夏 6 克，生草 6 克。水煎，分 2 次服。

三诊：1955 年 3 月 6 日。

高血压症服前方小效，耳鸣，睡眠仍欠佳，脉象左关尚弦大，右关较好，拟照前方加减。

方用：川贝母 10 克，潞党参 10 克，夏枯草 15 克，淡竹茹 12 克，白蒺藜 12 克，甘菊花 10 克，炒山栀 6 克，云茯神 12 克，夜交藤 12 克，忍冬藤 12 克，生甘草 6 克，姜连 3 克（研）。水煎服，如前法。

【按】此三例同为眩晕案，然一例为血虚受风，两例为

"高血压"，所用治法则有清肺肝降逆及清肝胃之不同，处方亦各有所异，似与一般常法不同，学者于此处当留意焉。

胸 痛 案

吴某，男性，46 岁。1955 年 1 月 4 日。

因劳动过力，胸部骨节作痛，为时已三数月，曾服"回生第一仙丹"，未见效，脉象右寸左关脉均无力，拟用和肝益肺之药为治。

方用：当归 12 克，南沙参 10 克，连翘 4.5 克，抚芎 6 克，炒杭芍 10 克，薤白 3 克，广皮 10 克，炙甘草 6 克。水煎，分二次服。

二诊：1955 年 1 月 6 日。

服前方，胸痛大减，拟照前方加减。

方用：当归 15 克，南沙参 10 克，抚芎 6 克，薤白 4.5 克，炒杭芍 10 克，广皮 10 克，姜连 1.2 克（研），炙甘草 6 克，生姜 3 片。水煎，分 2 次服。

三诊：1955 年 1 月 9 日。

服前方，痛已渐愈，拟照前方加减，尚须适当休养，以竟全功。

方用：当归 10 克，南沙参 10 克，广皮 10 克，薤白 6 克，炒杭芍 10 克，抚芎 10 克，炙草 6 克，炒枳壳 4.5 克，生姜 3 片。水煎分服。

【按】此案凡三诊，一诊痛减，二诊痛愈。观三诊所用方药，仅当归、川芎、薤白在用量上视病情有所改变，示人以变通化裁之法。

咳 嗽 案

（1）孟某，男性，39 岁。1955 年 8 月 10 日。

咳嗽旧病源于肝虚有热，故易受感冒，感则咳发，现脉象：右寸略浮、小数，左关弦数，右关滑数，拟用清肺化痰之品调治。

方用：南沙参 12 克，前胡 10 克，西防风 4.5 克，枇杷叶 12 克（包），延胡索 6 克，半夏曲 10 克，莱菔子 4.5 克，丹皮 10 克，杏仁泥 6 克，云茯苓 12 克，陈皮 6 克，生甘草4.5 克，苦桔梗 6 克。水煎，分二次服。

二诊：1955 年 8 月 12 日。

咳嗽轻减，脉象右关尚滑，左关弦象已减，拟照原方加减。

方中加栝楼根 12 克，金石斛 10 克；防风减为 3 克，莱菔子增为 10 克。

三诊：1955 年 8 月 15 日。

肺虚咳嗽，服药后已见效，脉象右关尚滑，余部均见好转，拟照前方加减，改为丸剂，以缓缓收功。

方用：南沙参 24 克，前胡 15 克，粉丹皮 12 克，枇杷叶 24 克，杏仁 12 克，栝楼根 24 克，延胡索 24 克，苦梗12 克，炙紫菀 6 克，云茯苓 18 克，石斛 18 克，姜半夏 12 克，莱菔子 15 克。

共研细面，蜜丸，每丸重 3 克，每次服二丸，一日二次，白水送服。

（2）李某，女性。1955年7月30日。

初起咳嗽，吐痰，腹部作痛，已历半年，继则大便溏泄，有时寒热往来，寒多热少，发热后，沉睡项强，目直视，越日方愈，此种病往往隔日或间两日发一次，现已四越月，脉象右关极弱，左关弦数有力，尺部沉数，右寸及右尺略弱，月经两月余一行，拟用益脾肾兼益肺之法调治。

方用：炒山药15克，炒白术10克，干麦冬12克，干地黄12克，潞党参10克，肥玉竹6克，节菖蒲4.5克，五味子4.5克，炙紫菀6克，建泽泻10克，云茯神12克，煨肉蔻1.5克，盐故纸1.5克，广藿香1.5克，金石斛12克。水煎，分二次服。

二诊：1955年8月1日。

咳嗽、腹痛均已轻减，脉象亦有好转，拟照原方加减：去肉蔻一味，故纸增至10克，石斛增至15克。

三诊：1955年8月3日。

咳嗽、腹痛轻减，寒热往来、项强昏睡诸症已不复作，唯脉象弱，以右关部为最，左关尺脉尚好，仍作泻，拟照前方加减。

方用：炒山药18克，款冬花6克，盐故纸10克，炒白术12克，炙紫菀6克，云茯神12克，肥玉竹10克，干麦冬12克，煨肉蔻3克，北五味1.5克，金石斛15克，灶心土12克，陈皮10克，泽泻10克。水煎，分二次服。

四诊：1955年8月14日。

症状均见好，唯大便仍作泻，拟照前方加减。

方用：炒山药15克，款冬花6克，北五味1.5克，建泽泻10克，炒白术10克，炙紫菀6克，盐故纸10克，煨肉蔻 3 克，肥玉竹 6 克，干麦冬 12 克，巴戟肉 10 克，菟丝子 10 克，云茯神 12 克。

五诊：1955 年 8 月 20 日。

咳嗽、腹痛及便泻均见好转，拟照前方加减。

方用：炒山药 15 克，款冬花 6 克，远志肉 10 克，炒阿胶 6 克，炒白术 10 克，炙紫菀 6 克，北五味 6 克，建泽泻 10 克，肥玉竹 6 克，干麦冬 12 克，盐故纸 10 克，煨肉蔻 3 克，云茯神 12 克，藕节 5 个。水煎，分二次服。

【按】咳嗽一证，内伤外感之因甚多，大抵以理肺治胃为主，案一为咳嗽旧病原于肝虚有热，易受感冒，感则咳发，故以清肺化痰为治；案二为咳而便溏，且有精神症状，系脾肾虚，土不生金，金水不能相生，故以益脾肾兼益肺之法调治。治证宜细辨，权衡标本虚实而治之。

咳 血 案

（1）王某，女性，40 岁。1954 年 11 月 2 日。

咳嗽吐血十有余年，有时发热，颧赤，大便燥，胸背时痛。脉象左关弦而微数，余部均弱，尤以右尺部为甚，拟用养血滋肾兼益气法调治。

方用：炙百合 18 克，当归 12 克，干地黄 12 克，肥玉竹 6 克，丹皮 10 克，炒杭芍 12 克，淡苁蓉 10 克，白前 6 克，广橘红 10 克，川贝母 10 克，藕节 7 个。水煎，分二次服。

二诊：1954 年 11 月 12 日。

服前方后，吐血、发热、便燥、胸背痛均已轻减，唯咳嗽尚作，脉象亦较前为好，拟照前方加减。

方用：炙百合 18 克，当归 12 克，干地黄 12 克，云茯苓 12 克，玉竹 6 克，粉丹皮 10 克，淡苁蓉 10 克，麦冬 10 克，川贝母 10 克，白前 6 克，炒赤芍 12 克，甘草 6 克，藕节 7 个。水煎，分二次服。

三诊：1954 年 11 月 16 日。

诸症均安，唯脉象尚弱，拟照前方加减。

方用：炙百合 15 克，当归 12 克，干地黄 12 克，酒黄连 1 克，玉竹 6 克，粉丹皮 10 克，淡苁蓉 10 克，云苓 10 克，南沙参 10 克，炒杭芍 12 克，白前 6 克，麦门冬 10 克，生甘草 6 克，藕节 7 个。水煎，分二次服。

四诊：1954 年 11 月 23 日。

服前方，已渐痊愈，唯近日夜间多梦，脉象两关脉均略大，拟用和肝调胃法。

方用：竹茹 10 克，小枳实 4.5 克（研），广皮 10 克，白前 6 克，炙百合 15 克，麦冬 10 克，延胡索 4.5 克，云茯神 10 克，生草 6 克。水煎，分二次服。

五诊：1954 年 11 月 29 日。

服前方后，诸症皆安，唯脉象左关弦数，右关浮滑，拟照前方加以清肝胃药为治。

方用：炙百合 15 克，竹茹 10 克，金石斛 12 克，小枳实 4.5 克（研），白前 6 克，银花 10 克，枇杷叶 10 克（包煎），延胡索 6 克，云茯神 10 克，麦冬 10 克，生甘草 6 克。

（2）陶某，女性，33 岁。1955 年 1 月 9 日。

咳嗽吐血，时愈时发，下肢觉凉，经西医检视为气管破裂，脉象右寸极弱，左关略弦数，拟用清肝、益肺气法。

方用：南沙参 10 克，白前 10 克，炒杭芍 10 克，炙紫菀 6 克，白薇 4.5 克，广郁金 4.5 克，款冬花 10 克，丹皮 10 克，厚朴花 4.5 克，炙甘草 6 克，藕节 5 个。水煎，分二次服。

二诊：1955 年 1 月 11 日。

服前方吐血减少，喉干见轻，咳嗽如前，脉象右寸脉较好，左关尚数，拟照前方加减。

方用：南沙参 10 克，炒杭芍 10 克，白前 6 克，炙紫菀 6 克，厚朴花 3 克，白薇 3 克，款冬花 6 克，炙百合 10 克，丹皮 10 克，金石斛 10 克，炙甘草 6 克，藕节 5 个。水煎，分二次服。

三诊：1955 年 1 月 16 日。

服前方，吐血已止，喉干已好，唯咳嗽尚在，背部时而发凉，拟照前方加减。

方用：南沙参 10 克，炙百合 10 克，白前 6 克，炙紫菀 6 克，炒杭芍 10 克，丹皮 10 克，款冬花 6 克，广橘红 10 克，炙草 6 克，藕节 5 个。水煎，分二次服。

【按】叶天士之："凡咳血之脉……左紧者，乃肝肾阴伤所致。"此两案脉象均为左关弦数，故按以滋补肝肾而益肺气而效。案二被西医诊为支气管破裂，然用上法为治，亦可取效，值得细细推其究竟。

喘　案

（1）安某，男性，20岁。1955年12月22日。

气喘病，起于幼年，七岁始连续发作，迄未就痊，面色㿠白，脉象右寸弱，两关均数，左尺尤甚，拟用养阴清热之法为治，切须注意守身将养。

方用：干地黄12克，前胡6克，金石斛12克，肥知母10克，菖蒲4.5克，枇杷叶15克（包煎），南沙参10克，丹皮10克，生甘草6克，杏仁泥6克。水煎，分二次服。

二诊：1955年12月25日。

久喘病，服药小效，脉象略同前，主诉每日午后发热，但亦恶寒，此种情况为时已久，拟照前方加减。

方用：干地黄12克，前胡10克，白薇4.5克，肥知母10克，菖蒲4.5克，川柏6克，枇杷叶15克（包），丹皮10克，南沙参10克，生甘草6克，柴胡1.5克。水煎，分二次服。

三诊：1956年1月3日。

服药后，诸症悉减，情况颇好，拟照原方加减。

方用：干地黄18克，炒山药12克，前胡10克，肥知母10克，盐川柏10克，丹皮10克，枇杷叶12克，南沙参12克，白薇4.5克，生甘草6克，干麦冬10克。水煎，分二次服。

（2）赵某，女性，20岁。1955年1月30日。

咳喘病起于幼年，时愈时发，近来发作较剧，每清晨则发作，脉象右寸关略浮滑，拟用通宣兼化痰之法。

方用：旋覆花 4.5 克（包煎），前胡 10 克，杏仁泥 6 克，浙贝母 10 克，苏叶 1.5 克，厚朴花 6 克，枇杷叶 12 克（炙），云苓 10 克，化橘红 10 克，生甘草 6 克。水煎，分二次服。

二诊：1955 年 2 月 3 日。

咳喘病已历多年，每晨辄发作，服前方未见效，脉象两关脉仍浮滑，拟用清肺胃化痰之法。

方用：苏梗 3 克，苏子 1.5 克，前胡 10 克，厚朴花 4.5 克，浙贝母 10 克，桔梗 6 克，广橘红 10 克，甘菊花 10 克，麦冬 10 克，生甘草 4.5 克，葶苈子 3 克（炒黑），大枣 3 枚。水煎，分二次服。

三诊：1955 年 2 月 6 日。

服前方见好，咳喘轻减，唯喉间仍作水鸡声，拟照前方加减。

方用：苏梗子各 3 克，麦冬 10 克，厚朴花 6 克，浙贝母 10 克，前胡 10 克，姜半夏 6 克，广橘红 12 克，桔梗 6 克，葶苈子 4.5 克（炒黑），生姜 3 片，大枣 3 枚。水煎，分二次服。

四诊：1955 年 2 月 10 日。

服前方有效，拟照前方加减。

方用：苏梗子各 3 克，麦冬 12 克，姜川朴 4.5 克，浙贝母 12 克，前胡 10 克，广橘红 15 克，姜半夏 10 克，云苓 12 克，葶苈子 6 克（炒黑），生姜 3 片，大枣 3 枚。

五诊：1955 年 2 月 13 日。

咳喘已平，唯喉中仍有痰声，拟改为丸剂以缓缓收功。

方用：苏梗子 10 克，前胡 10 克，姜厚朴 10 克，莱菔

子 10 克，云苓 15 克，浙贝母 15 克，广橘红 15 克，炒杭
芍 12 克，姜半夏 15 克，当归 12 克，葶苈子 10 克（炒黑），
泽泻 10 克。

共为细面，每丸重 6 克，每次服二丸，日二服。

六诊：1955 年 3 月 8 日。

咳喘由于感受风寒，胸闷气逆，时作喘促，脉象左关弦
细，左尺沉数，右寸小数，右关浮滑，拟用疏解兼调气之药
为治。

方用：旋覆花 4.5 克（包煎），前胡 10 克，杏仁泥 6 克，
广橘红 12 克，枇杷叶 10 克（包），桔梗 6 克，节菖蒲 4.5
克，肥知母 10 克，小枳实 3 克，郁金 4.5 克，清半夏 10 克，
生甘草 6 克，厚朴花 4.5 克。水煎，分二次服。

七诊：1955 年 3 月 17 日。

咳喘已渐痊愈，唯喉中时有痰声，拟用理肺清化法祛其
痰，以竟全功。

方用：当归 18 克，炒杭芍 15 克，杏仁 12 克，橘红 15
克，前胡 12 克，厚朴花 10 克，射干 12 克，枇杷叶 18 克，
郁金 10 克，知母 12 克，姜夏 12 克，生甘草 10 克。

共为细面，蜜丸，每丸重 6 克，每次服一丸，一日服
二次。

【按】喘病之因，宜区别在肺、在肾。大凡治喘，在肺多
实，在肾多虚。虚者病延日久，须待时日方可取效。观此二
案，均为喘发于幼时，反复发作，故均着眼于肾而兼治肺，
所不同者，案一偏于阴虚，故养阴清肺法为其所当，案二偏
于痰湿，故降逆化痰为其所治，此二者之不同也。

吐 血 案

（1）董某，男，25 岁。1953 年 11 月 11 日。

因过力吐血，两尺脉及关脉均数，宜清热养阴法。

方用：生地 15 克，侧柏炭 10 克，醋军炭 4.5 克，银花 10 克，炒枳壳 10 克，川贝母 6 克，白前 6 克，生甘草 6 克，藕节 5 个。水煎，分二次服。

二诊：1953 年 11 月 13 日。

吐血已止，唯胸部发闷，拟照前方加减。

方用：当归 12 克，侧柏炭 10 克，云苓 12 克，生地 15 克，肥玉竹 4.5 克，白前 6 克，郁金 4.5 克，炒枳壳 10 克，生草 6 克，藕节 5 个。水煎，分二次服。

（2）杨某，女，25 岁。1956 年 1 月 16 日。

吐血已历数年，每吐多发于夜间，左季肋部作痛，余无他症，月经正常，脉象左关弦细，右寸无力，拟用养血、益气、清肺法调治。

方用：当归 16 克，白前 10 克，炒杭芍 12 克，南沙参 12 克，丹皮 10 克，侧柏炭 6 克，川贝母 10 克，生草 6 克，川牛膝 4.5 克，藕节 15 克。水煎，分二次服。

二诊：1956 年 1 月 26 日。

服前药后，吐血已止，左季肋痛亦未作，唯服药后口干，拟照前方加减。

方用：南沙参 12 克，当归 15 克，生白芍 12 克，川贝母 10 克，白前 10 克，炒黑栀 4.5 克，盐川柏 4.5 克，丹皮

10克，川牛膝3克，生甘草6克，藕节15克。水煎，分二次服。

【按】吐血一证，多由乎热，但有胃热肝火之别，故治吐血多用凉血止血之法。观此二案，虽均以清热凉血为治，然而一为养阴清热以治肺胃，一为养血益气以调肝、肺，此二者之不同也。

睾丸胀痛案

（1）刘某，男，26岁。1955年5月29日。

主诉睾丸偏右作胀，时而牵及少腹，性神经衰弱，脉象左关弦细，左尺沉数，右关濡，拟用调肝益肾药为治。

方用：干地黄18克，柴胡3克，小青皮10克，巴戟肉6克，麦冬10克，炒山药15克，杭萸肉10克，泽泻10克，远志肉10克，云茯苓12克，丹皮10克，仙灵脾10克。水煎，分二次服。

二诊：1955年6月5日。

症状无大变化，照前方加减。

方用：干地黄15克，麦冬10克，杭萸肉10克，小茴香4.5克，五味3克，炒山药18克，仙灵脾10克，云苓12克，盐橘核12克，潞党参10克，泽泻10克，巴戟肉6克。水煎，分二次服。

三诊：1955年6月10日。

性神经衰弱，睾丸右部发肿，服药后小效，拟用丸药，以缓缓图功。

方用：大熟地 30 克，干麦冬 15 克，潞党参 15 克，仙灵脾 12 克，巴戟肉 12 克，北五味 10 克，杭萸肉 12 克，云茯苓 12 克，建泽泻 12 克，炒山药 2.4 克，盐橘核（去皮）15 克，当归 12 克。

上药共为细面，阿胶（烊化）6 克，和蜜为丸，如绿豆大，每早、晚各服二十丸，白水送服。

四诊：1955 年 6 月 23 日。

服前丸药，症状轻减，不更方，仍遂前方加减：

方用：大熟地 30 克，巴戟肉 12 克，炙吴萸 10 克，潞党参 12 克，仙灵脾 12 克，炒山药 24 克，小茴香 10 克，盐橘核 15 克，荔枝核 15 克，建泽泻 12 克，北五味 10 克，全当归 12 克。

上药共为细面，加阿胶 10 克（烊化），和蜜为丸，如绿豆大，每早晚服二十丸，白水送服。

服完此料丸药后，诸症渐减，而病除。

（2）苏某，54 岁，男性。1955 年 6 月 7 日。

主诉：周身作肿，睾丸时缩，胀痛牵及少腹，按其肢体，并不塌陷，稍作咳嗽，似觉皮肤发胀，面似发肿，脉象右三部均浮大，右寸尤甚，左寸较数，关、尺部均无力，拟用调气化湿之法为治。

方用：苏叶 3 克，白芥子 10 克，川楝子（打碎）4.5 克，橘核（盐水炒）12 克，荔枝核 12 克，小茴香 4.5 克，广皮 10 克，云茯苓 12 克，小青皮 6 克，生姜 3 片。水煎，分二次服。

二诊：1955 年 6 月 16 日。

服前药后，诸症均轻减，拟照前方加减。

方用：苏叶 3 克，盐橘核 12 克。莱菔子 10 克，广皮

12克，荔枝核12克，小枳实（研）4.5克，云苓12克，小茴香6克，姜半夏10克，小青皮2克。水煎，分二次服。

月经不调案

（1）吴某，女性，43岁。1954年10月31日。

经水过多，每期提前，脉象左寸小数，两关脉均无力，拟用养血调经法。

方用：当归12克，炒杭芍12克，熟地12克，丹皮10克，炒白术10克，云苓12克，酒连3克（研，后入），广砂4.5克（研），佩兰叶10克，祁艾炭4.5克。水煎，分二次服。

二诊：1954年11月14日。

服药后，经多及前期均已好转，拟照前方加减。

方用：当归12克，炒杭芍12克，熟地12克，丹皮10克，炒白术10克，酒芩3克，酒连3克（后入），祁艾炭6克，云苓12克，广砂3克（研），佩兰叶10克。水煎，分二次服。

三诊：1954年12月5日。

经水前期，服药后有效，拟改为丸方。

方用：当归15克，炒杭芍12克，生黄芪12克，熟地12克，炒白术12克，广陈皮12克，云苓10克，粉丹皮10克，佩兰叶10克，川芎6克。

共研细面，蜜丸如绿豆大，每早晚各服15丸至20丸。

（2）李某，女性，29岁。1955年11月12日。

经水止而复行，身体疲乏，脉象左寸小数，左关弦细，右寸关滑数，系因劳动过力，致血不宁静所致，拟用养血兼清热法治之。唯此种病，在经行时务须注意静养数日，经期后再作劳动较为妥善，否则血不得宁静，则收效难耳。

方用：当归15克，炒杭芍12克，干地黄12克，云苓10克，忍冬藤18克，川贝母10克，酒连1.8克，天花粉12克，生甘草6克，炒枳壳6克。水煎，分二次服，两剂。

二诊：1955年11月14日。

服前方后，经水已止，脉象右脉尚大于左，拟用清热养血之药为治。

方用：当归12克，炒杭芍12克，川贝母10克，酒芩4.5克，忍冬藤15克，天花粉10克，川芎6克，侧柏炭4.5克，干地黄12克，生草6克。水煎，分二次服。

服此药后，即告痊愈，未见复发。

（3）王某，女性，32岁。1955年10月25日。

肝郁不畅，致胸闷头晕，经水衍期，脉象两尺沉数，左关弦细，拟用调气和肝法。

方用：干地黄15克，柴胡3克，炙香附6克，生白芍12克，郁金4.5克，川贝母10克，盐知柏各4.5克，云苓12克，姜半夏10克。水煎，分二次服。

二诊：1955年10月30日。

经水已通，胸闷头晕均见好，唯时作呃逆，食后消化不良，脉象尺脉仍沉数，左关脉较好，两寸脉较弱，拟照前方加减。

方用：干地黄15克，柴胡3克，川贝母10克，炒白芍10克，云苓10克，潞党参10克，姜半夏10克，郁金4.5克，炒白术10克，炙甘草4.5克，陈皮10克。水煎，分二次服。

　药后而愈。

　【按】经期提前或经水止而复行，当分虚实寒热。血热迫血妄行，故经前期而量多；血虚生躁，致使血失宁静，亦可致经水止而复行；治疗上清热止血为共同大法，而补血养血亦不可忽视。然因肝郁气滞而致经水衍期者，则宜舒肝解郁以调经。

妊娠呕吐案

　（1）周某，女性，26岁。1954年11月12日。

　妊娠已三月有余，呕逆，胃部作痛，食欲不振，大便秘结，腰部时有作痛，此系肝气不调之象，拟用调肝和胃之法调治。

　方用：南沙参10克，柴胡1.5克，酒芩3克，炒白术10克，广皮10克，焦曲12克，川贝母10克，蔻仁2.1克，狗脊10克，广藿香6克，生姜3片。水煎，分二次服。

　二诊：1954年11月15日。

　服前方后，呕逆除，胃痛止，大便通，腰痛亦未见发，唯食欲尚不振，脉象左关脉弦，右关脉大，拟用和肝之法调治。

　方用：南沙参10克，当归10克，小青皮10克，炒白术10克，焦曲16克，藿香6克，小枳实2.1克（研），酒芩3克，川贝母10克，生甘草6克，生姜3片。

　（2）李某，女性，36岁。1955年12月18日。

经水已三月不见，呕逆，胸部作胀，据西医诊视，已妊娠三月，脉象右关尤甚，拟用养血健胃安胎之法为治。

方用：当归 12 克，炒白术 12 克，广皮 10 克，云苓 12 克，柴胡 3 克，酒芩 6 克，广砂 3 克（盐水炒），小青皮 6 克，姜竹茹 10 克，生姜 3 片。水煎，分二次服。

二诊：1955 年 12 月 25 日。

妊娠呕逆，服前方已止，近两日又受感冒，口干，鼻塞，拟用清解兼安胎法为治。

方用：当归 12 克，炒白术 10 克，前胡 6 克，酒芩 4.5 克，青竹茹 12 克，青皮 6 克，桑叶 10 克，浙贝母 10 克，焦曲 6 克，花粉 10 克，生甘草 3 克，橘红 10 克。水煎，分 2 次服。

（3）伊某，女性，37 岁。1956 年 5 月 20 日。

症象胎阻，拟用和中止呕逆之法。

方用：酒芩 6 克，炒白术 10 克，广藿香 10 克，陈皮 10 克，青竹茹 12 克，炒山栀 3 克，云苓 10 克，生甘草 4.5 克。水煎，分二次服。

二诊：1956 年 5 月 24 日。

恶阻证，服药后症减，唯胸部尚觉气闷，食后仍感胃中嘈杂，拟照前方加减。

方用：酒连 3 克，炒白术 12 克，广皮 12 克，酒芩 6 克，广藿香 10 克，云苓 12 克，姜朴 4.5 克，姜竹茹 12 克，生草 4.5 克，生姜 3 片。水煎，分 2 次服。

【按】肝主冲脉，冲为血海而隶属阳明，病妊娠呕吐者，多由冲任不调而肝胃不和所致，故治此病，多着眼于肝、胃，然而不可忘记在治疗的同时，宜保护胎元，故安胎亦为治疗此病的重要大法，不可忽略。

产后受风案

赵某，女性，26 岁。1956 年 5 月 17 日。

产后受风，致周身作痛，肩背较剧，多汗，脉象左关脉弦细，右关浮滑而数，拟用养血祛风法为治。

方用：当归 15 克，炒杭芍 12 克，炒荆穗 6 克，川芎 6 克，忍冬藤 15 克，云茯神 12 克，熟地 12 克，生甘草 6 克。水煎，分二次服。

二诊：1956 年 5 月 19 日。

药后，症状轻减，左关脉尚弦滑，拟用养血和肝之法。

方用：当归 12 克，炒杭芍 12 克，熟地 12 克，川芎 6 克，南红花 6 克，茯神 12 克，延胡索 6 克，荆穗炭 6 克，广皮 10 克，生草 6 克。水煎，分二次服。二剂而愈。

【按】产后气血虚弱，最易受风，故治此症，养血为先，所谓"治风先治血，血行风自灭"。同时兼以散风通络之品，则诸症可除。

产后腰痛案

张某，女性，36 岁。1955 年 8 月 27 日。

流产后，业两月有余，腰背部胀痛，脉象两尺均弱，左寸略数，拟用滋肾益气之法为治。

方用：大熟地 12 克，酒连 1.2 克，炒山药 12 克，补骨脂 6 克（盐水炒），巴戟肉 10 克，独活 3 克，炒杜仲 10 克，川萆薢 10 克，杭萸肉 6 克，云茯神 12 克。水煎，分二次服。四剂。

二诊：1955 年 9 月 1 日。

背痛未见轻减，睡眠欠佳，胸部稍痛，脉象左寸小数，拟用益肾养血散风法。

方用：羌独活各 3 克，全当归 12 克，瓜蒌 10 克，小枳实 3 克（研），雅黄连 1.5 克，薤白 4.5 克，巴戟肉 6 克，川萆薢 10 克，云苓 12 克，炒杜仲 10 克。水煎，分二次服。三剂。

三诊：1955 年 9 月 4 日。

腰背痛均已减轻，拟照前方加减。

方用：羌独活各 3 克，全当归 10 克，糖瓜蒌 12 克，桂枝 6 克，防风 4.5 克，雅黄连 3 克，薤白 6 克，川萆薢 10 克，炒杜仲 10 克，云苓 12 克，炒白芍 10 克。水煎服，分二次服。三剂。

四诊：1955 年 9 月 8 日。

药后腰背痛均已大减，睡眠亦好，唯胸部尚闷，脉象两寸略浮数，右关略大，拟照前方加减。

方用：羌独活各 3 克，炒芥穗 4.5 克，当归 12 克，糖瓜蒌 12 克，雅黄连 2.1 克，薤白 6 克，小枳实 4.5 克（研），炒杜仲 10 克，郁金 4.5 克，生姜 2 片。水煎，分二次服。三剂。

五诊：1955 年 9 月 25 日。

药后，症脉均安，拟照前方加减。

方用：羌独活各 3 克，当归 12 克，丝瓜络 10 克，忍冬藤 12 克，潞党参 6 克，延胡索 6 克，生杜仲 10 克，浙贝母 12 克，荆穗炭 6 克，茯神 12 克，威灵仙 10 克，金毛狗脊 10 克（去毛），生草 6 克。水煎，分二次服。

服十余剂而愈。

【按】腰为肾之府，产后元气大伤，气血俱虚，伤及肾气，故尔腰痛，治以滋肾益气法。

急惊风案

马某，男，15 个月。1953 年 10 月 15 日。

初起发热，呕吐，大便燥结，迄今已 20 余日，迭经中西医治疗，均未见效。现仍呕吐，便燥，两目直视，角弓反张，时作抽搐。自病迄今未得汗，系内热受感之象。唯病期较久，病情颇为复杂，病势严重，拟用解表和肝清内热之法调治。

方用：荆芥穗 5 克，连翘 6 克，钩藤 3 克，南薄荷 3 克，枳实 1.5 克（研），防风 2 克，金银花 3 克，葛根 3 克，藿香 4.5 克，法半夏 3 克，酒芩 3 克，酒赤芍 3 克。水煎，徐徐与服一剂。

复诊：1953 年 10 月 16 日。

服前方，抽搐已减，大便亦通，两目直视、角弓反张较昨日轻减，药证相合，不事更方，依前方加减。

方用：荆芥穗 3 克，连翘 6 克，钩藤 3 克，炒杭芍 6 克，藿香 4.5 克，酒芩 3 克，法半夏 3 克，薄荷 3 克，葛根 3 克，广陈皮3克，银花3克，枳实1.2克（研）。水煎，徐徐与服一剂。

药后抽搐止，两目灵活，角弓反张已不复发作，继之以饮食调理而病愈。

【按】经云："诸风掉眩，皆属于肝。"急惊风者，属热居多，故清热、调肝、熄风为其正法。此案发之时，有发热、呕吐、便秘诸症，似有内热外感，故所用药物以疏散风热者居多，患儿仅15个月，故在服药时，宜徐徐服之。

小儿黄疸案

甄某，男，3岁。1956年2月23日。

黄疸20余日，腹胀满，作呕，脉象左关弦数，右关大，拟用清湿热去黄之法为治。

方用：茵陈蒿10克，炒山栀4.5克，连翘10克，飞滑石6克，小枳实2克（研），云苓10克，建泽泻10克，忍冬花10克，猪苓10克。水煎，分2次服。

二诊：1956年2月25日。

黄疸病，服前药未见轻减，脉象右寸数，发热，拟用麻黄连翘赤小豆汤合茵陈栀子柏皮汤加减。

方用：麻黄1.5克，茵陈蒿6克，云苓10克，生桑白皮6克，连翘6克，赤小豆4.5克，猪苓10克，建泽泻6克，酒芩3克，生甘草3克，生鸡内金6克。水煎，分两次服。

三诊：1956年2月27日。

症状如前，于前方中加小青皮 4.5 克，酒芩加 1.5 克，赤小豆加 1.5 克，鸡内金加 3 克，水煎，分 2 次服，一剂。

四诊：1956 年 3 月 1 日。

黄疸已渐轻减，拟照前方加减。

方用：麻黄 1.5 克，茵陈蒿 10 克，云芩 12 克，生桑白皮 6 克，连翘 6 克，赤小豆 6 克，猪苓 10 克，建泽泻 10 克，酒芩 3 克，鸡内金 10 克，小青皮 4.5 克。水煎，分 2 次服。

五诊：1956 年 3 月 4 日。

黄疸已渐减退，腹胀亦渐消，脉象右关尚大，拟用平胃法调治。

方用：连翘 6 克，赤小豆 6 克，生桑白皮 6 克，茯苓 10 克，焦曲 10 克，鸡内金 10 克（炒），建泽泻 10 克，猪苓 10 克，银花 6 克，小枳实 2 克（研）。水煎，分两次服。

六诊：1956 年 3 月 16 日。

疾病已趋痊愈，拟照前方加减调治。

方用：连翘 10 克，茵陈蒿 10 克，川柏 4.5 克，云芩 12 克，鸡内金 10 克（炒），银花 10 克，猪苓 10 克，小枳实 3 克（研），泽泻 10 克。水煎，分二次服。

【按】黄疸有阴黄、阳黄之分。阳黄多属湿热，治宜清热利湿。观此案，证属湿热。今以麻黄连翘赤小豆汤为主方加减，经治 3 周，黄疸退，湿热除而病告痊愈。

诊余漫话

中国医学源流与发展过程

对人类健康最大的危害就是疾病，而保障人类健康，和疾病作斗争的是医。世界上的医学可分为两大门类，虽然同是和疾病作斗争，但在医学理论上和施术的方式和工具上各不相同，但是与疾病作斗争、解除人类的痛苦，其效果是一样的。

这两大门类是什么呢？就是西医和中医。我国在公元前两千多年以前，医学已有发明。当时对医人治病者，只是称为医生，至近百年来欧西医学传到中国，因为理论和医疗方法迥然不同，所以就把数千年来中国传统的医学叫作中医，由欧西传来的医学叫作西医，这是中西医名称的来源。现谨将中医的历史、中国的古代名医，和中医临床施术的种类，以及治疗方法、药物发明、医学著作等，简要地介绍如下。

中国的医学有几千年的历史，到现在仍然为亚洲大多数人民所拥护，中国的医务工作者，中医占百分之八十。在公元前三千多年，中国人民就利用了砭石穿刺来治病，继而有神农氏发明以药物治病，著有《本草经》，搜罗有疗效的药品365种，述明效用及适应症，又有黄帝著有《内经》，发明人的卫生和预防方法，关于卫生则四时各有调摄之法，关于预防则有"病已成而后药之，乱已成而后治之，譬之渴而掘井，斗而铸锥，不亦晚乎"之记载。又说："不治已病，治未病"。这是预防的开始，同时也认识到某些病有传染性，于是主张扶正除邪，就是增加人体的抵抗力来预防的意思。并且载有针灸及按摩疗法。这两部书虽然著作年代尚有疑问，但却为中国最早之医学著述。此外，商朝的伊尹作《汤液篇》，发明煎剂及药性作用与人体之关系。到了周朝，约在公元前1150年，医学已有分科治疗和死亡登记报告的制度，当时名医扁鹊著《难经》，根据《内经》切脉之法而阐明之。到了汉朝，内科有张仲景，著有《伤寒杂病论》十六卷，列方113首，不啻为治热病的专书，并且是治一切疾病的处方规范，迄今仍为中医所采用；外科有华佗，著有《中藏经》，擅长外科手术，如剖腹、刮骨等，俱用麻沸汤为麻醉药，这是麻醉药的创始。到了晋朝，有王叔和著述的《脉经》，将脉象分举27种，用来诊断疾病。还有皇甫谧编著的《甲乙经》，葛洪著述的《肘后方》。《甲乙经》是集针灸学的大成，《肘后方》系搜集当时验方，共成三卷，简单易取，民间称便。北齐有徐之才著《雷公药对》，将药物的性能分为十种，即所称之"十剂"。论述其协调作用，及炮制方法，沿用至今。梁朝名医陶弘景增撰《神农本草》未记载之药品 365 种，名为《名医别录》，全书凡 7 卷，同时他又将《肘后方》增加 101 方，名《肘后百一方》，至隋则有巢元方著述《诸病源候论》50 卷，内分 67 门病源，1720 个证候，为中医最早之病理专著，明确地指出了一切疾病发生的致病原因。至唐有孙思邈著述的《千金方》及《千金翼方》，《千金方》包括内科、外科、妇科、儿科，处方之外并列有生理、病理、诊断、治法、护理等，总编 232 门，合成 5300 方论，后又补充 30 卷，名《千金翼方》，为中国方剂学最早之巨帙。此外尚有王焘著述的《外台秘要》，亦搜集古今药方 6000 多个，分为 1104 门，至此，历代之医方于焉大备。而药品方面，则有李世绩等修定的《唐本草》，增药 114 种，加上药图等，共为 54 卷。至宋则有王怀隐整理编著的《太平圣惠方》百卷，凡 1670 门证候，列药方 16834 个，还有陈师文编辑的《太平惠民和剂局方》，分 14 门，788 方，为官医院处方标准，中药店之局方配剂，亦始于此。还有钱乙著述的《小儿药证直诀》，为儿科专书。而宋朝最大著述，当推《圣济总录》，载药方 2 万多个，为当时名医集体之作。药品方面亦增药至 1000 多种，名《大观本草》，凡 32 卷。此后，直至金元时代，名医辈出，派别亦生，遂有刘河间之寒凉派，张子和之吐下派，李东垣之补脾派，朱丹溪之滋阴派，各有主张，使中医疗法产生分歧。迨至明清两代，中医学术更形完备，如李时珍编纂之《本草纲目》，搜集药品达 1882 种，分为 62 类，52 卷。历时 30 年，参考之名家著作达 800 余家，迄今仍为中医最完备之药物学。再如孙一奎撰著《赤水玄珠》30 卷，分 70 门，条分缕析，以辨证为主，对于古今病症名称相混之处，尤为明晰，嗣后名医著作，指不胜屈，如徐灵胎、张璐玉、喻嘉言、陈修园等，皆将临床经验结合古籍，著述累累，尤其是叶天士、吴鞠通、吴又可、王孟英、余师愚等，对于温热病，更有所发明，凡麻疹、脑炎、猩红热等烈性传染病，均有其治疗方法。而《医宗金鉴》又为当时政府主持之集体著作，包括内、外、妇、儿、热病、针灸、按摩、正骨各科，分条据理，定为学习中医之标准，迄今仍为中医引用根据。

至于中医施术种类，则分药物疗法，包括煎剂（水剂）、散剂、膏剂、酊剂等；针灸疗法，包括针刺、放血，用药品热蒸、火熏等；按摩疗法，包括体育疗法；正骨疗法，包括外伤及接骨术；此外尚有静坐疗法等。

至于医学理论及治疗方法，则因中医经过长期无数次的反复实践，不断加以综合与归纳，因而产生了自己的一套医学理论和处理疾病的方法，形成了独有的一个体系，也就是中医学术的特点。

中医对于疾病的认识，不但要从现象上作整体观察，而且更重视外界环境对人体的关系，认为季节、气候、情感等周围环境都对疾病的发生有一定的影响。在诊断方面，主要是依靠望、闻、问、切四诊来寻求周身症状。用辨证的方法来分辨这些症状的寒热、虚实、表里、阴阳等，根据症状类型，再随其变化，便可决定处方。因为一切的症状反映着一定的病理现象和生理现象，反映着人体和病原作斗争的趋向，根据这些症状来调整或协助生理机能直接或间接消灭病原，疾病也可因而治愈。所以中医诊病，不是单纯的为了确定病名，而是对整体症状来进行辨证。

人类是进化的，中医也不能例外，但中医有数千年历史，而进步甚慢，其原因有二：第一，中国以前是提倡遵古的，就是偶有发明，也必归于古人，所以进步不显著了。第

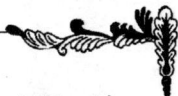

二，近百年来西医传入中国，反动统治者迎合外人心理，对中医歧视鄙视，而加以摧残取缔，研究中医者遂亦不愿深远地研求，以致造成中医衰落现象。幸有毛主席和中国共产党领导，认为中医是我国数千年的宝贵遗产，加以重视和提倡，大力谋求中西医合作。现在的中医已是生气勃勃，中西医的团结也逐步加强，中医学习西医技术，西医学习中医经验。中医在治疗方面效果虽然很好，但理论方面不能都符合于现代科学，此后中西医学术交流，合而为一，当能产生进一步之医学效能。现在我国就已经采用这种措施，解决了不少的治疗疑难，最近总结出治疗乙型脑炎的记录就是明证，将来会更多地创造出新的记录，为人类的健康谋取幸福而贡献于世界。

西医怎样读中医书

我自从听到毛主席关于发扬中医，将中西医结合起来，成为一个中国医学的指示后，中西医怎样结合，时常萦回在我的脑海中，因为学识的简陋，始终没有得到结论，现在叫我解答西医怎样读中医书的问题，我实在做不出答案来，只有把我平素所想像的一点意见，供献出来，做一种不成熟的答案吧。

中医着重于气化，竖起来说有几千年的历史。西医着重于实质，横起来说占着广大的地区。中医、西医在解除群众疾苦、维护人类健康上，都有它极大的成绩。毛主席指示：把中医、西医结合起来，成为中国医学，这种指示真是英

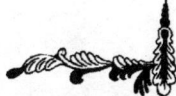

明、伟大！诚以人类之疾病，不在有形的实质，就在无形的气化，若是中西医结合起来，则具体有用，既能治气化的病，又能治实质的病，在临床上应付裕如，疾病自然容易消灭。但是在这结合的过程中，是个极艰巨的工作。我个人以为：中医接受西医的学说易，西医接受中医的学说难。何以见得？中医著重在气化，例如经络之作用如何，五脏的作用如何，六腑的作用如何，奇经八脉的作用，奇恒之腑的作用又如何。一切的理论都是用气化来说明，用气化来联系，从没有重点着眼于某个实质的东西，一经西医以解剖证明各部之生理、病理等，自然易于接受。西医著重在实质，自科学上的先见，对于中医气化之说扞格难入。现在西医要研究中医，必须拿客观的眼光鉴空衡平地来研究，既然研究中医，当然要阅读中医的典籍，怎样读中医书的问题就因而发生了。

这个问题是当前的重要问题，也是值得研究的问题，我在本问题上还没有深刻的研究，我觉得可分为两个办法，一是学术的根本结合，一是医术速成的结合，欲谋学术的根本结合，即须从根本上做起，此种读书须由《内经》《难经》《脉经》等念起，这些书包括生理、病理、卫生、诊断等在内。这个根基树立起来以后，针灸疗法也好，药物疗法也好，均可深入研究了。如研究针灸疗法，当然要读针灸专门的书，如要研究药物疗法，那么《伤寒论》《金匮要略》《千金要方》《外台秘要》《本草经》《本草纲目》等书，均须逐一阅读。而以宋、元以后四大家及各种医书作参考资料，研究专科的书尚不在内。将中医全面地了解后，再用科学的眼光详尽加以分析，掇其精华而去其糟粕，这是学术的根本结合。这是达成中国医学的必经道路，但是这个办法非假以时日不可。欲谋医术的速成结合，则舍阅医学而读医术，此种读书，可选读修园集中的《伤寒论浅注》《金匮要略浅注》《医学从众录》《医学实在易》及吴鞠通的《温病条辨》，还有《李濒湖脉学》《本草备要》等书。如此在医学上虽未深通，而在临床应用上，苟能灵活运用，亦颇小道可观。若谈到根本结合而达成中国医学，则相去尚远。

这是我个人对于本问题的意见，尚望各医学家加以批评为幸。

（此为1956年在中西医学术交流会上的专题讲话稿）。

论 诊 断

治病必先辨证，辨证之法，四诊是也。诊后认为何病而断定之，故曰诊断。为医者以诊断为最难。西医在实质，故能以听诊、打诊、透视而见之。中医重在气化，有时亦兼顾实质，病在实质者或可见之，其在气化者，则虚无缥渺。既非目所能睹，故不见信于新学者。就令病愈，亦多莫明其所以然，故研究斯道者，为保存中医计，宜精研典籍，慎求愈病之方，对于诊断一事，至为重要，诊断之见于经者多矣。兹就余个人之所见，分述于下。

望、闻、问、切本为并重，余以为四诊之中，以问切为最重，望闻则佐证之而已。诊病之时，须平心静气，镇定以将事，问病者所痛苦；然后切脉，证其所言之是非；更望其色，闻其声，可以得其大要矣。但病在气化，医者知之，而病者固昧昧也，详告之则繁而难解，只得简以告之，以药效微实。试举数例于后。

（1）一少妇，新婚月余，忽病小便不通，就诊于协和医院，经医诊断，认为泌尿器无变化，告以无病，予以导溺而去，回寓数时后，小便又复急通，仍不得解，又去协和求诊，仍予以取溺而止，归后颇以为苦，故就诊于余，具告经过，诊其脉象，系热结膀胱，予以清热利溺之药，一剂而愈。

（2）一30余岁之妇人，忽腰痛如折，痛楚难忍，遂急去法国医院，越日，痛未减，又转诊德国医院，诊查约一时许，诊为肾脏生泥沙样结石，并云：如服药不效，即须施以手术。病者惧其手术，拒服其药，故延诊余。余诊其脉，左关弦大而滑，此肝气郁结过甚之象，其初起为肝风，继则腰左剧痛，当每以开郁利肺清肺之法，方中最主者，为莪术、乌药、赤芍，佐以川贝、厚朴、云苓等药。令其服，翌日晨，注视病者，告余曰：服药后，至后半夜，已不甚作痛矣。又与调肝药两剂，令其静养，六七日遂痊。

（3）一妇人，年四十余，暑月因食冰瓜过甚，患痢，腹痛甚，遂入德国医院，医者与以泻药，越日，病益剧，其幼女急觅余，请发往视。余因与其父为旧友，遂随往，时见病者正以电熨腹，痛稍减，移时痛复作，诊其脉，沉迟而细。面色黧黑而语声甚微。余曰"此阴寒作痢也。所下当为白物"，病者颔之，且告以食冰瓜事。

余乃为立方，系辛温散寒之剂，方用干姜、附子、云苓、白术等，嘱其速服，迟则不救矣。翌日往视，病者谓自夜迄今，已六小时不痢、不痛矣。余嘱其照服一剂，遂渐痊愈。

以上数则，均关气化之病。盖小便不利者，乃膀胱气化不行，虽有热结与津枯之异而其所以致成之者，则责在气化。腰痛者，责在肝郁，盖肝气主升，不升则郁，郁甚则痛作，此亦关于气化者也。痢疾一症，原因本甚复杂，其实质亦或有变化，然上述之症，则纯因于湿寒，阳气为湿寒所凝，致成上述之症，与以通下之药，则寒益甚，而痛益剧，是其实质虽有变化，而其病根在气化也，湿寒得散，阳气得复，则病自愈矣。

四诊之中，以问切为最要。以切脉之法证病者所言，然后参以听声望色，则诊断可不爽矣。试举数则，以主明切脉所关之大。

二十余年前，次女于春间作泻，是年次女年在二十有余，余初与以健脾祛湿利水之药，虽有小效，无济也。余以为病重药轻，加重其制，其效仍如故，继友人来，为之诊曰：此湿寒为祟也。服其药不效，见口干、唇红、舌焦各症，易医诊，与以理脾化湿兼益阴药，仍不效。抱病凡十数日，已步履维艰，气短，体瘦不支矣。西医与以泻药，遂益疲。不得已，遂延诊前清太医院院使（按：官名，即太医院长官）张午樵先生诊，诊脉后，先生曰："此清阳不升所致。试诊其脉，左尺脉虽似数，而上不及关，此非短也，乃阳郁于下，清阳不升之象，故迫而为泄，右关之濡，因泄致虚故尔。此无难，与以升清剂可立已。"其方用豆豉、滑石、云苓、川柏、山药、泽泻等。并告余曰："服后，泻当止，再与以健脾利水益阴之药，将息数日，即可痊愈，不必多与药饵也。"后果如其言。

一少妇年二十许，忽病痢，赤白兼下，白多赤少，医者与以通利剂，痢赤减，里急后重亦轻，另一医与以补剂，后重复剧，且见呕逆。继经西医与以下剂，得洞泄后，仍复作白痢，腹痛益甚，约十数分钟一次，如此者凡十数日，病者不堪其苦，不饮不食，舌苔灰白而尖赤，医者主补主泻，莫衷一是。遂请余为一诊，余诊病者之脉，左寸数而尺滑大，右关尺沉迟而无力，右寸、左关则涩。其人面色㿠白，日晡后皮肤微热。察其病状，寒热杂见，而其脉或沉迟无力，或弦涩，均为津液过伤之象。为保存津液计，已禁再用泻药，而左寸左尺之脉，及舌尖之赤，午后之热，可知其余邪伏于阴分而未解。因忆及《外台秘要》有龙骨汤方，寒热并用，而兼敛阴止泻，为治白痢滞下，昼夜无数者。与病可称吻合。当即与服，一服而痢大减，前之十数分钟一次者，今则历一小时余一次矣。连服三剂，病遂渐瘳。方用：龙骨、牡蛎、乌梅肉、白头翁、川连、干姜、当归、熟艾、玉竹、甘草。

以上两则，为以脉证病，因病立方之一例，此种为诊断之一定法，其有舍脉从症，或舍症从脉者，则另为一说，但如遇脉、症不符者，须详加辨识，方能决定。

论《伤寒论》阳明篇之大要

伤寒邪在太阳之时，有中风、伤寒之不同。及至邪犯中焦，则无论风寒之邪，得阳明之燥气，实当化热，故不必论其风寒营卫，只须以在经在府为则。且又须详其所传，为直中、为转属，即经中太阳阳明，正阳阳明，少阳阳明也。夫阳明者胃也。以胃实为阳明入府之正病，即为应下之正病也。其由太阳病循经传入阳明者，为太阳阳明，虽阳明证见

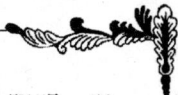

八九，而太阳证有一二未罢者，仍当从太阳而不从阳明，以邪在阳明之经而未入府，故不得据为胃实，即不可用下法也。伤寒按经递传，自太阳传阳明，而少阳，是少阳为阳明邪之传路。然凡阳明病，纵有阳明证八九而已见少阳证之一二者，即当从少阳而不从阳明（汗下法皆不可用），以伤寒之传，由经传经。若入阳明之府，则不得后传于他经，故知由阳明传少阳者，亦未成胃强实而未可攻也。所谓少阳阳明者，乃由少阳之经传于阳明之府也。少阳之传阳明者，因误下伤津而胃受其邪为实故也。更有由太阴转属阳明者，亦由脏而腑故也。故凡由少阳、太阴病，而见阳明府证，少阳太阴病罢者，则可下。其正阳阳明者，则由阳明受邪，非由传及也。然正阳阳明，亦先经而后府，必有府证乃可下之。其府证之确不确，则以胃强实与不实为断。盖阳明为传代之府，当更实更虚，食入胃实而肠虚，食下肠实而胃虚，若食而不下，则但实而不虚，斯为胃实，亦为阳明病根矣，此只因证论治，更不可拘于传经日数，致关机宜也。此阳明病之大略，为学者所当知也。

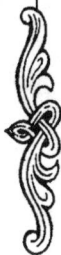

中药杂谈

黄芪

味甘性温平。为益卫气、扶卫阳之要药。盖卫气出于下焦，《内经》谓："卫气者，所以温分肉而充皮肤，肥腠理而司开阖。"黄芪能实卫气，与桂同功，但甘平与辛热为异耳。故桂能通血脉而破血，芪则益卫气，能止汗亦能发汗。

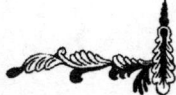

又谓其益胃气者，盖谷入于胃，化气以传于肺，五脏六腑皆以受气，而肺又为气之统也。《经》谓卫气先行于皮肤，先充络脉，络脉充盛，故卫气已平，营气乃满，而经脉乃大盛。《经》又谓冲脉者，经脉之海也。即营气之化，经脉之盛，并纳于冲任者，皆根于卫气之充。故黄芪之益表气，通阳和，即以滋阴而和经，俾藏于冲任而达之命门，以归元阳，其疗诸虚者，以此也。

《本草经》谓其治痈疽久败疮，排脓止痛，大风癞疾者，以卫气能温分肉而充皮肤，肥腠理而司开阖。卫气不治，则分肉不温，腠理不肥，故疮以久而败。大风癞疾者，卫气不充于皮肤也。黄芪益卫气，故能医以上各症。

卫实于表，则汗自止。阳虚受表邪不能外达者，得芪则阳气足而邪得汗解，故黄芪亦能发汗，如补中益气汤中，佐以升柴，而能医阳虚外感也。

又阳虚下陷，则阳不得正其治于上，阴即不得顺其化于下，故前贤治膀胱有热，尿血不止者有蒲黄丸，方中用黄芪以补下焦之卫，俾其下陷之阳得以上升，而以生地、麦冬等养阴以清其热，始得和而奏功，是则不止用芪以补虚，固以藉其升阳以达表，而后水府之热得以投清寒而除之也。小便不通时，用黄芪者亦此义也。

术

前人不分赤白，宋以后有赤白之说，赤术即苍术。白术甘而微苦性温，赤术甘辛而性燥。丹溪谓，苍术能解诸郁，强胃而发谷之气，能径人诸经，疏泄阳明之经，故苍术有除湿快气之专能。而白术之用在除湿，其功在除湿而即能益气，益气而即能和血，故补中益气，则白术之力为优。但阴虚而有热者，不特苍术禁用，即用白术亦须加以芩、连、

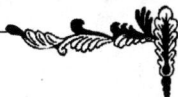

栀、柏之属，医者须留意焉。

葳蕤

即玉竹，味甘气平，是脾胃之要药。脾胃属中土，职升降之枢，而营卫因之以化生。《本经》谓其主中风暴热不能动摇云云，以葳蕤益脾胃之津液，俾阴阳平而升降得宜，故风邪散而暴热解也。张隐庵谓为阴柔之品，不可重用。以古人除治风热之外，绝不收用为征，痛斥李时珍等不寒不燥用代参芪之说。

窃以为葳蕤能益津液，确为其功能，然非如杭芍等之功专补阴，而其性实不寒不燥，故《本经》谓其甘平，近似人参而力逊。其功在益中土利升降之机，兼风木之化，就阴中达阳，而阴随之以极上，其除积闷止消渴，润心肺者以此，即就阳中达阴，而阳随之以极下，其治温毒腰痛等症者以此。

总之，术去湿以健脾，薏米去湿之力逊于术，而随风药则通行经络而祛风湿，又为术所不逮。山药则益肾脾之阴，以补益中土，脾肾虚而作泻者，则宜用山药，而不宜用术，若用术则转伤脾肾之阴。亦不宜用薏米，倘用薏米其流弊同于用术，莲实益中气而清心神，同山药治虚泻，甚为相宜，同扁豆用治暑泻，亦善。白扁豆则利中枢升降之机，俾清升浊降，吐泻可止，是治湿热吐泻之病，为其专长，而非他药之所比拟也。

当归

气味辛温，为血分之要药，入心肝脾三经，以心生血，脾统血，肝藏血也。血虚则三经俱病，且经脉不充，血气必少而寒生，是则虚寒为病也。得当归之辛温（或谓其苦温），能补血而生气，经脉充满，则虚寒无所留。《本经》谓其止

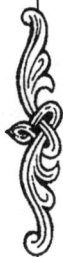

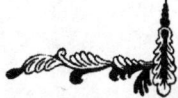

咳逆上气者，以虚寒而病致此者，倘因于热而咳逆上气，投之以当归，则气逆当更甚。盖当归煮汁能益中焦之汁，俾资化血，其补血之功以此。又四物汤以之为君，或谓当归辛温，有如春气，故君四物。川芎、芍药、地黄各合于夏秋冬之气，合组成方，为补血之妙剂。川产者力刚，宜于攻。泰产者性柔，宜于补。又当归头能止血，尾破血，身补血，若全用则能止能破，适足以和血。张元素谓：凡血受病，必须用之。血壅而不流则病，当归之甘温能和血，辛温能散内寒，苦温能助心散寒，使气血各有所归，故有当归之名也。

地黄

气味甘寒，采而即用者为生地，即所谓鲜生地。俟阴干后，即为干生地，即普通之生地也。其性皆同，唯生者力大，干者逊之。迨蒸晒以后，即为熟地，而性不寒矣。《本经》谓其主伤中，逐血痹，填骨髓，长肌肉云云。

盖地黄为滋水凉血之要药，阴微阳盛，相火炽强，来乘阴位，日渐蒸熬，为虚火之证者，宜地黄之属，以滋阴退阳。所谓伤中者，以荣出中焦，血虚则荣之不足，地黄滋阴补水，故主伤中。痹者，闭而不通，随其血之不通而为病。如在目则赤，在齿则痛，在肉里则痛肿，在心则昏厥，在肺则咳血，壅遏而为身热，枯耗而为燥涩痿软，泛滥而为吐衄崩漏，血痹颇广，各以类椎，逐者俾其流通之义也。其填骨髓长肌肉者，以精充血足，则髓不空而肌肉充盈也。此药如用其凉血退热，如大吐衄及心烦湿热病等，宜用生者，或捣汁用，次之则用干者，此多用于汤剂。若填精补髓，或血虚劳热，产后虚热，老人中虚燥热者，予以生地、干地均虑其过寒，故不如改用九蒸九晒之熟地。而入于丸剂中，最为相宜。但在脾胃阳虚，大便不实或天明肾泄，产后作泻，产后不食等，仍当禁用。丹溪治阴虚发热者，于四物汤中亦分阴阳。血之动者为阳，芎归主之。血之静者为阴，地黄芍药主之。若血之阴不足，虽芎归之辛温，亦在所不用。若血中之阳不足，非特地黄芍药不可用，即姜桂之辛热亦或用之，固唯变通所适耳。

地骨皮

为枸杞根，气味苦寒，入足少阴手少阳经，能益阴气，以退三焦之虚热，治有汗之骨蒸为其专长。盖其阴中有火，阴虚火盛，自相蒸烁，故病有汗骨蒸。地骨皮益阴，阴足则火不烁阴，而有汗之骨蒸自已也。方书又谓其主治虚劳，往来寒热，诸见血证，虚烦心悸健忘，小便不通等症。试举各方之用例如次：

一地骨皮散：治血中风热体虚，发渴寒热，方用地骨皮、柴胡、桑皮、枳壳、前胡、黄芪、茯苓、五加皮、人参、桂心、白芍、甘草等（见《妇人大全良方》）。

一地骨皮饮：治阴虚火旺，骨蒸发热，夜剧昼静方。为四物汤加丹皮、地骨皮（方见《和剂局方》）。盖热在厥阴肝部，以四物汤为肝家滋阴和血之剂，加地骨皮清肾火以补其母，牡丹皮清心火以泄其子也。

一柴胡散：治妇人寒热体瘦，肢节疼痛，口干心烦，不思饮食等证。方用柴胡、赤苓、黄芪、白术、麦冬、人参、地骨皮、枳壳、生地、桑皮、赤芍、桔梗、甘草（一方有鳖甲）（方见《证治准绳》）。

一地仙散：治病后虚烦发热，方用地骨皮二两，防风一两，甘草五钱（方见《证治准绳》）。

一补心丹：治心气不足，惊悸健忘。方用麦冬、远志、菖蒲、香附、天冬、花粉、白术、贝母、熟地、茯神、地骨皮、人参、当归、牛膝、黄芪、木通（见《赤水玄珠》）。

一读书丸：益智安神。方用菖蒲、远志、菟丝子、生地、五味子、川芎、地骨皮等。

以上各方或益阴虚以除热，或同于泄火，而其似在补虚。也不外益足少阴肾之阴气，以疗手少阳三焦虚阳。总之，牡丹皮入心包络与肾，治无汗之发热；地骨皮入肾与三焦，治有汗之骨蒸；为两药之大别耳。

龙胆草

味苦涩，气大寒，为足厥阴、少阳经气分之药。能除下部风湿及湿热，或脐下至足肿痛。唯其气味俱厚，沉而降，故功专于下行，略同于防己，但湿浸则能上行。主治肝胆邪热，下焦湿火肿痛，惊痫邪气，除胃中伏热、湿热、黄疸、热泄下痢等。凡有余而为热之证，悉皆治之。其治骨间寒热者，以肾为肝母。疗惊痫邪气者，以心为肝子故也。肝喜条达，肝郁则土不治而湿热为病，故胃热不纳谷及发黄疸等，均宜龙胆草之苦寒。但其性大寒，能除实热。若胃虚血少者，不可轻用。凡脾胃虚而作泄或虚而有热者，均不可用。

黄柏

气味苦寒，入足少阴经，为足太阳经引经药。王海藏谓：芩栀入肺，黄连入心，黄柏入肾，燥湿所归，各从其类也。丹溪谓：人身之火有二：曰君火，曰相火。君火即心火，可以湿伏，可以水灭，可以直折，黄连之属可以制之。相火者，龙雷之火，即阴火也。不可以火湿折之，当从其性而伏之，唯黄柏之属可以降之。《本经》谓其主五脏肠胃中结热、黄疸、肠痔，止泻痢，女子带下赤白，阴伤蚀疮等症。

【按】黄柏其功在补阴泄火。非阴中之火，则非其所宜。

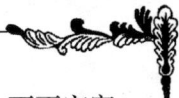

盖阴火为水中之火，即人身元气之根蒂，宜温养，而不宜寒泄。故凡先天元阴虚而相火炽者，非此味无以济之。丹溪谓：从其性而伏之者。盖以后天气血或六淫或七情以伤之，致累及元阴，元阴受伤则水不配火，元阳不得元阴以宅之，则少火化为壮火，举三焦之元气尽为之病矣。经曰：阴虚则元气虚。唯北方寒水所化，如黄柏者，借其同气相求以助阴，即以伏阳，是即从其性而伏之之理也。

《本经》首言主治五脏肠胃中结热者，盖五脏者，指五脏之阴而言。水火原合德以立地，而胃之三脘皆根于任脉者也。肾之阴气不足则热自结于胃，胃壅结热，则湿土之阴气无从施化而还病于湿，是阴气不足则由肾以及于脾，肾与脾合病，则病于湿热之症多矣。《本经》所主各症多源于此也。

贝母

即《诗经》言"采其蝱"之"蝱"。米传曰：蝱，贝母也。主疗郁结之痰。气味苦平微寒，润心肺，除热痰喘咳，开郁结，和中气，除心下实满及胸胁逆气，为手太阴经之药。方书中用治咳嗽者居多。盖其根瓣采于八月，受金气之专，其味苦胜而平。微第平在苦后，且苦合于气之微寒以归于平，是二阴即肺之义也。其色白而系金，海藏谓为肺气分药，良不诬也。夫药之苦寒除热者甚多，似不专功于贝母，而贝母之功所独擅者，在于有直透以开热之结，无濡留以达肺之郁，故同于诸味以治诸嗽，是先哲所谓气血调畅而疾自愈也。同于诸味以治劳嗽，是先哲所谓消痰止嗽、润肺清心，和中气安五脏，为治痰咳之要药也。其方书中用治嗽居多者以此，其除心下实满，导胸胁逆气者，盖肾脉支者，从肺出络心，注胸中，贝母以在地之阴和，于在天之阳，如阳中之太阳心也。肾脉之支者，更从肺而络之，则其和于在天

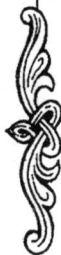

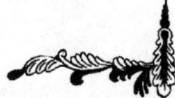

之阳者，自由肺以及心，且未有心不清而肺不燥者也。其除心下实满并胸胁逆气者，其义亦犹是耳。但医者往往以半夏有毒而代以贝母，不知贝母为太阴肺经之药，除燥痰者也，半夏乃太阴脾经及阳明胃经之药，乃治湿痰者也。二者迥异，其何能用以代之也。

青皮、陈皮

二者皆为橘皮。但橘未黄而色青者，为青皮。其性酷烈，入肝胆经，治肝胆之病。陈皮则为橘皮之旧者，以陈为贵，苦而辛，其气温，入和中理胃药则留白，入下气消痰药则去白。陈皮浮而升，入脾肺气分。青皮沉而降，入肝胆气分，一体两用，物理自然也。

缩砂、白豆蔻、草豆蔻、肉豆蔻

缩砂辛温而芬芳，香气入脾，辛能润肾，故为开脾胃之要药，和中气之正品。若兼肾虚气不归元，以此为向导药最为适宜。盖胜桂附热毒之害多矣。唯用时须以盐炒过，先哲或谓其味本兼咸，咸者水气。缩砂之花实结于根下，其归元之征在此，似不必更加盐炒。如此则缩砂所主之治，在于中下焦，与白蔻虽同为辛温散滞之药，而所司有高下之不同也。

白豆蔻气味辛，大温。治胸中冷气，荡散肺中滞气，宽膈进食，益三焦而通三焦。清气中之火，开郁结之气。除寒退热风，消食积，止呕逆，散胸膈之滞。

草豆蔻与草果同为一物，然微有不同。建宁所产者为草豆蔻，大如龙眼，而形微长，其皮黄白，薄而棱峭，其仁大如砂仁，而辛香气和。产于滇广者为草果，长大如诃子，其皮黑厚而棱密，其子粗而辛臭，正如斑蝥之气猛而且浊。草蔻主治：温中，止心腹痛，止呕吐，去客寒，止胃痛。草果则破癥疠，消谷食，及宿食滞闷作痛之病。

肉豆蔻又名肉果，花实皆似豆蔻，而无核，故名。气味辛温，或谓其苦平。主治：温中，下气，暖脾胃，止泻，固大肠，治积冷。

【按】称豆蔻者凡三，白豆蔻味辛而绝无苦意，是专乎金气也。细味之，先香辣而散，后微辣而凉。辛而凉者，金之气也，故入手太阴肺。而香辣之味，转为辛凉，则所谓大温者是，而非热也。故其主治入肺而效其温冷散滞之用。草豆蔻先微苦而后辣，辣中又微带淡甜。夫苦属火味，是不专乎金也。由火中之金气，而有归于土之意。故入阳明胃、太阴脾。即苦而后辛，辛而不甚甘，则所谓热者或是，而似不止于温也。故其主治入中土而效其祛积寒、除胃痛之用。肉豆蔻则先苦多于辣，后辣盛于苦，苦尽带微辣微凉。是始而从火中之金气，终而专金中之肃气。故入于足阳明而更切于大肠也。即其火始之，金终之，则只可谓其辛温，不可谓其热也。故其主治由中土而大效其收令之用。至于草果，则极其辛辣之味而不散，其气猛而臭，诚大辛大热之品。用以驱脾胃之寒湿郁滞，又非豆蔻类之所能及矣。

姜黄、郁金

姜黄：辛苦性温，主治祛邪辟恶，疗心腹结积并冷气，心腹胀痛及风痹臂痛等症。一女子年三十许，于冬寒日通身怯寒，并头痛，更背重坠而痛，下引腰腿及腿肚痛甚。右臂痛不能举，医者用五积散为主，加羌活、乌药，是散寒而行滞气，似亦通之，但服后只除怯寒并腰痛，而头痛及腿痛，腿肚之痛，右臂不举之痛大都小愈，其背重坠而痛则毫未应也。是盖缘只知散寒而不知达阳，只知行胃肾之气而不知达胸中之阳。夫阳受气于胸中，而背固胸中之府也，故先哲药以姜黄为君，而羌活、白术、甘草四之一，附子三，分服。头煎而背痛与诸痛去其三，复渣再如前剂，而只用三分之一，与前渣同煎服，竟而诸证悉霍然矣。于此见姜黄以达上焦之阳为其能，不同于他药之活血，与夫治气之味概视之也。

郁金：辛苦性寒，主治血气心腹痛及癫狂血积等症，为气分拂逆，肝气不平，伤肝吐血者之要药，唯真阴极虚，邪火迫血妄行以致血溢上窍者所忌。

姜黄、郁金二药皆为解郁利气之品，唯姜黄主治，多用于各器官之痛，郁金则治在内脏气结之痛，故刘氏谓曰：姜黄本于卫之阳以入血，宜血中结滞之邪而利之也；郁金本于营之阴以入血，畅血中精微之化而行之也。又因于惊扰，痰血络聚于心窍而发癫狂，往往数年或十数年而不愈，先哲用真郁金（置生鸡血中化成水者真，磨汁临服入药）七两，明矾三两为末，薄米糊丸，梧子大，每服五十丸，白酒下，此以郁金入心除恶血，明矾化顽痰，故能愈癫狂也。

茯苓

茯苓有赤白之分，白者补而赤者泻。故心、小肠、膀胱等经湿热，多用赤苓以利窍行水。又茯苓皮主治水肿、肤胀，利水道，开腠理。

【按】茯苓假松气而生，其斩伐之古松，其根犹生，而枝叶不能复与生者，谓之茯苓拨。即于四围丈余地内，以铁头锥刺地，其锥入地而固不可拔者，则其地必有茯苓，乃掘取之。其拨大者，茯苓亦大。皆自成块，不附着根。其包根而轻虚者为茯神，查《神农本草》只收茯苓，《名医别录》以后，始有茯神，医者多以茯神为补心气之药，而以茯苓为利水除湿之品，然有谓茯苓、茯神俱为补心之药。然而亦有异者。盖茯苓导手太阴之气，使肺气降而入心生血，且其从阳吸阴，似于补心血较切而于安神为最。以心主脉，脉舍神也。茯神固亦导气，第其补心气似长于苓，以其入地尚浅而未氤氲阴气以归阳耳，则于安神当逊于茯神矣。此亦一说也。

茯神木简称神木，又名黄松节，即茯神内所抱之木，主治筋挛不语，心神惊掣，虚而健忘。又治脚气痹痛，风寒湿搏于筋骨，足筋挛痛难行。

沙参

气味苦微寒，或曰甘微苦，为肺虚而热者之要药。盖肺寒者，宜甘温而益气，须用人参。肺热者，宜甘寒以益阴，故须用沙参。又，沙参有南沙参、北沙参及空沙参之不同，北沙参白实长大，专补肺阴，清肺热，肺金受火刑者宜之。南沙参力逊于北沙参，味淡体轻，较北沙参功力缓和，而其用同。空沙参甘淡微寒，解百药毒，利肺气，或谓即荠苨，未知是否。

半夏、大黄、黄连的临床应用

半夏气味辛平，其功用约分为二类：一是燥湿除痰，一是止呕降逆。属于第一类者，例如张仲景之半夏麻黄丸（干呕，吐涎沫）、半夏干姜散（浆水逆）、《外台秘要》之半夏汤皆是。属于第二类者。小半夏汤（呕有不渴，膈间水气）、大半夏汤（半夏、参、蜜，治朝食暮吐，胃反）皆是。此半夏在临床应用之大略也。

大黄气味苦寒，为散结泻热之药，其功用有去瘀血和利大便两种。如治吐血、衄血用泻心汤，妇人经闭用抵当汤丸、下瘀血丸，数方中皆以大黄为主药，是用以下瘀血之例。又如大承气汤、小承气汤、调胃承气汤，三方中皆重用大黄，是用以利便泻热之例。此大黄在临床应用之大略也。

黄连气味苦寒，为燥湿清热之要药。如华佗之黄连秦皮汤治暴发赤肿多眵多泪眼痛，黄连散治痔漏，香连丸、姜连散、黄连丸等方治泻痢，其效能在燥湿清热，此黄连在临床应用之大概也。

（一）半夏

（1）半夏之除痰：由于燥湿。

半夏气味先苦后辛，其性燥，主除湿痰、寒痰、痰饮。例如：《外台》之半夏汤（半夏、生姜、橘皮）治痰饮，胸膈满，胸中冷，食不下。张仲景之半夏麻黄丸，治水停心下，心下悸。

（2）半夏之止呕：由于降气。

《金匮》之小半夏汤（姜、夏），治呕而不渴（膈间有水，先渴后呕，加云苓）。大半夏汤（半夏、人参、蜜），治胃反，朝食暮吐。

有时，除痰止呕不能分开，如半夏干姜散治干呕，吐涎沫。有时，用以散结气，而非除痰止呕，如生姜半夏汤（用生姜汁）治胸中似喘非喘，似呕不呕，似秽不秽，心中愦愦无奈。小柴胡汤用半夏亦用以利气。

又：《集验方》有半夏汤治胸满有气，心腹胀，中冷（夏、桂、姜）。半夏、白芷为散服，作呕，治骨髓。

总起来说，在临床应用上，半夏是有力的止呕剂。但是它的止呕作用，在于燥湿，即所谓去湿痰、寒痰。痰饮去则气之通行自如，而呕逆即止。

【附】《医学经谈》曰：

半夏气味辛平，或苦辛温，为足阳明、足太阴药，盖脾土主湿而恶湿，湿则濡困不能治水。涎为脾液，脾不治水则涎化为痰，久则湿郁生热，痰愈稠黏。半夏燥湿，湿去则脾不困，故能分水而除痰也。俗以半夏为肺药，非也。其止呕吐为功，在足阳明也。其除痰，功在足太阴也。凡伤寒寒热心下坚，胸胀咳逆，燥脾湿和胃气，止时气呕逆，消胸中痰满，开痰结下气逆，治寒痰更宜。并疗形寒饮冷，伤肺而咳。治痰厥头痛，痰饮胁痛，为胃冷呕哕方药中之要药。

但阴虚血少，津液不足者，忌之。故古人有三禁：即血家、渴家、汗家是也。故凡阴虚肺热、津液不足之候，切不可因其咳嗽有痰而妄投之，以其为脾胃家药而非肺肾家药也。倘误服之，则津液愈损，肺益燥，阴益虚，浓痰愈结，则必致声哑而祸至矣。

又：孕妇禁之，用生姜则无害。

《月令》曰：仲夏之月半夏生。历代本草皆言二月苗，时珍虽谓其生当半夏，但考其生时，其确不在夏。《别录》曰：五月采根。今采根概以斯时。半夏取其圆白者，至秋后则皮多黑，盖一阴将生之时，而半夏即告成功也。

（二）大黄

苦寒，散结，泻热。

（1）下瘀血：妇人经闭用：①桃核承气汤（桃、桂、黄、硝、草）；②抵当汤丸（虻、蛭、桃、黄）；③下瘀血丸（大黄、桃仁、蟅虫）。

（2）下宿食、结热、燥屎：三承气汤（大承气汤、小承气汤、调胃承气汤）。

大黄气味苦寒，《本草经》上载主治：下瘀血、血闭寒热，破癥瘕结聚，荡涤肠胃，推陈致新，通利水谷，调中化食，安和五脏。诸本草上载：主治泻实热不通，除胃肠结热诸病，泻心下痞满，胸腹胀满，下痢腹痛等证。总结起来，它是有：散结滞、泻实热的效能。

在临床的应用：①用作下宿食、去结热燥屎的要药；②用作下瘀血消痞块的要药。

在作用①中，例如大小承气汤、调胃承气汤。在这三个方上，大承气汤用大黄、芒硝、厚朴、枳实四味，为有力的攻下剂，治胃肠结热。小承气汤用大黄、厚朴、枳实，泻小肠的结热。这两种最好用锦纹大黄，因为用它下行快利、不作腹痛。调胃承气汤用大黄、芒硝、甘草，散胃中的结滞，要它缓缓的下行。在本方的应用上，就不必要川锦纹了。在作用②上，例如桃仁承气汤，用大黄、芒硝、桃仁、桂枝、甘草；抵当汤用虻虫、水蛭、桃仁、大黄；下瘀血丸用大黄、桃仁、䗪虫，都是用大黄和行血药，去经络中瘀滞的，据血分病的轻重缓急来选用。

此外，如心下痛、按之不硬之结胸症，用大陷胸汤，药用大黄、芒硝、甘遂；食入即吐之反胃症，用大黄甘草汤，也是散结清热之效能。

【附】《医学经谈》曰：

大黄味苦寒，入手足阳明经，其性走而不守。《本经》谓主治下瘀血，血闭寒热，破癥瘕积聚，荡涤肠胃，推陈致新，通利水谷，调中化食，安和五脏。诸本草主治泄泻，实热不通，除肠胃结热之诸病。泄心下痞满，心腹胀满，除痰实，利壅滞水气，行土郁，调血脉，治中下焦湿热诸症。下痢赤白，腹痛，小便淋漓，黄疸等病。时珍谓其为足太阴、手足阳明、手足厥阴五经血分之药。因其有荡涤邪秽、戡定祸乱之功，故称为将军。经曰：土郁则夺之。又曰：热淫所胜，以苦泄之。皆大黄之谓也。

又：《本草纲目》大黄条云：

〔藏器曰〕凡用当分别之，若取和厚深沉、能攻病者，可用蜀中似牛舌片紧硬者；若取泻泄骏快，推陈去热者，当取河西锦文者。〔颂曰〕：今蜀川河东、陕西州郡皆有之，川蜀川锦文者佳。

（三）黄连

黄连气味苦寒，《本草》上说它主治去热，在中作呕、作泻，湿热腹痛，痢疾，风热目病，诸疮疡毒，胁及季胁作痛各证。

总起来说，它的效能是清热燥湿，在临床应用上：（1）治泻痢；（2）消肿。

治泻痢者，例如香连丸，用黄连、木香，治里急后重的痢；姜连散，用干姜、黄连，治湿胜于热、腹痛甚的痢疾；变通丸用吴茱萸、黄连合炒分丸，用治赤或白痢；这是黄连在临床应用于治痢。

消肿者，例如治两目暴肿赤痛，用黄连秦皮汤；治痔漏用黄连散；治疮疡已破用四物薄贴方（方用黄连、黄柏、地榆、白芷），四味研极细面，用蛋清调敷疮口四周肿处。这是清热消肿的例子。此外，用吴茱萸、黄连合制为左金丸，治胁、季胁作痛，也是清热燥湿的又一例子。

大黄、黄连合用：在临床应用上，常用的有：泻心汤

《金匮》）用大黄、黄连、黄芩三味治吐血，衄血；大黄黄连泻心汤用大黄、黄连渍服，治心下虚痞，则又为一例也。

【附】《医学经谈》曰：

黄连苦寒，色深黄，肥大连珠者良，故名黄连。连苦燥入心，心火有余，左寸脉数者宜之。泻心汤用之治心下痞满或郁热在中，烦躁恶心；香薷饮用之治卒心痛热呕，热泄，一切湿热腹痛，热痢肠澼下血，中暑，镇肝，凉血调胃厚肠。

姜汁制炒治上焦痰火，以吴茱萸佐之治吞吐酸水，与木香同用治心下痞至肠中积滞，为腹痛下利要药。

同吴茱萸用治肝火，兼胁与小腹痛。

黄连、大黄都是苦寒清热之药，但黄连是燥湿清热，大黄是散结泻热，二者有所不同。

黄连的燥湿清热：例如：①黄连秦皮汤：治暴发赤肿多眵多泪的眼痛。用黄连秦皮作饮剂，加苦竹叶作洗方，就可以减少眵泪，消肿止痛。此治热在上焦者。②治泻痢：有香连丸、姜连散、姜黄散，都是以黄连清热燥湿。后重剧的就用木香辅助黄连以利气；腹痛剧的就佐以干姜，助黄连的燥气而除湿；腹痛轻而作呕逆的，就佐以生姜，散滞气而降逆。此为治湿热在中焦之例子。

大黄的散结泻热：①散血的结滞：例如吐血衄血用泻心汤。泻心汤用大黄、黄芩、黄连。妇人经闭用抵当汤丸。抵当汤丸俱用虻虫、水蛭、桃仁、大黄。下瘀血丸用大黄、桃仁、䗪虫。这是大黄散血结的成例。②下宿食或结热或燥粪：例如三承气汤，胃肠俱实的用大承气汤，小肠实的用小承气汤，结热只在胃的用调胃承气汤。这是大黄下结热的例子。

又，用以调气化饮，三物厚朴汤、厚朴大黄汤均用大黄；大黄甘草汤治食已即吐。

解表药之概略及其分别

《内经》谓：风为百病之长，善行而数变，故治表之药甚为庞杂。但各药之治表同，而其或浅或深，或宜于久病而不宜于新病，或宜于上而不宜于下，此又各药之异用。诸本草所载唯甚详明，但非经研讨取用，往往不明其要，故尝见志于医者，动辄羌葛荆防，毕世用之而未明其究竟，其奏功亦不知其功在何味，而滋生流弊更不知其弊由何起。余自研究药学，即重视此点，兹试列举于后。

夫风邪之中人，可分为风寒、风温两种，而用药则辛温、辛凉各异其道，今先举辛疏解风寒者如下：

羌活；防风；荆芥；白芷；麻黄；细辛；苏叶。

以上各药，或苦温或甘温或辛温，要皆疏散风之邪，俾得汗解而后已。

（1）羌活：治在皮肤肌腠间。凡风寒在表，郁遏其在皮肤肌腠之气，不得流通，而发热无汗者，为适宜之药，但利于新病，主治游风。若风邪留滞较久者，为伏风，则独活胜于羌活。又风邪在身半以上者，为羌活所宜。如在身半以下，则独活较胜。盖羌活为太阳经药，而独活为少阴经药也。

（2）防风：甘温，亦为治风寒之药。但风寒在上，或骨节间痛，为其所长，非如羌活、独活之辛燥。防风其味甘，其性柔，虽亦为通用风药，而得春日温和之气，故入肝，味甘更入脾，故兼有祛湿之功。

羌活、防风皆治在表，表为太阳之分野，唯太阳为足太阳与手太阳。盖手足太阳各有表里，但一水一火攸分。羌活达其气于水中，散其阴之结；防风畅其气于火中，散其阳之结也。防风唯其除阳之结也，故谓其除上焦风邪，而又谓其能泄肺实也。

（3）荆芥：荆芥之治风，略同防风，但辛苦芳香，不但入气分，且入血分。在辛温发散方中，可与羌活、防风为伍，如风邪在上，可佐以防风。倘在风温方中，又可与菊花、连翘等合奏其功，此荆芥之不同于羌活、防风也。如风邪在上者，宜用芥穗。倘血虚而肝风内动，则用芥穗宜炒，此又各有不同也。李时珍曰：荆芥入足厥阴经气分，其功长于祛风邪，散瘀血，破结气，消疮毒，盖厥阴乃风木也，主血而相火寄之，故风病、血病、疮病为要药。荆芥《本经》只言辛温，洁古盖之以苦，皇甫嵩更言性微凉。此药二月布子生苗，仲秋开花结穗，盖全乎辛之味，以成其温升之气，而又先辛后苦，辛苦中俱带凉味，是又兼乎苦之味，以成其凉降之气也。温升者，俾阳得乘阴以出，是固治风矣，而血已和。凉降者，俾阴先得阳以畅，是谓裕血矣，而风亦平。又荆芥为厥阴之药，无论风淫于外，或风生于内，此药悉能治之。

（4）白芷：为阳明经风寒药，色白味香，合于肺胃。胃主肌肤，而经引于面，故凡面部之风，肌肤之风湿，此白芷之所治也。但白芷、葛根均为阳明经药，一则辛温，一则辛凉，各有专功也。

（5）麻黄：麻黄苦温为解表散寒之要药。仲景麻黄汤用以治伤寒，用其力之峻，以驱其邪之寒，故温覆取汗。余方用麻黄，多不温覆，不温覆则力不峻，麻黄固非猛药也。唯麻黄治寒邪在太阳之表，发热、无汗恶寒为其的症。但其发汗能疏利肺气，故寒邪郁于肺而喘咳者，悉可取用。

（6）紫苏：辛温，其主治略同麻黄，但《本草经》列为上品，而麻黄列为中品。或曰其定喘止逆，与麻黄同功，而不走泄正气，故经言久服通神明。又或谓紫苏辛烈，甚于麻黄。余以为寒邪固表，宜于麻黄。若风寒郁结，有表证兼有喘嗽，则宜紫苏。但苏叶、苏梗、苏子各有专功，不可混同为用。苏叶所治，肺气因表气之不畅而郁，表邪去则肺气自调，不须治其肺气。苏梗所治，则邪入渐深，及与脉络，故除邪之外须理气，此苏梗之用也。肺气逆甚，而邪郁于表者有限，则苏叶、苏梗非其所宜，而用苏子以降逆，逆降则肺和矣。苏叶、苏梗有同用之时，苏子、苏梗亦有同用之时，则临时酌夺其所宜耳。

（7）细辛：辛温，为少阴经驱寒邪之药，凡风寒在肾，或在脑，或寒在少阴经，细辛为不可缺之药。但邪在皮肤肌腠，则细辛不可滥投也。

再举辛凉能清解风温者如下：

桑叶：气味苦，甘寒，多取于经霜后者，盖以其饱经秋气，为除风热之要药。《本经》谓其除寒热，止汗。夫寒热汗出皆为风病之象。盖风之为病，或病于阳之不得升，或病于阴之不能降。肝属风木，下通命门以升阴中之阳，上合心包络以降阳中之阴。桑叶甘寒，得金木相构之玄机，俾阴中之阳合之以升者，而阳中之阴又承之以降，则肝和风息，故为除风之要药也。

附：桑根白皮：味甘辛、气寒，为手太阴经药。《本经》

主治伤中五劳，六极羸瘦，崩中绝脉，补虚益气，后多用为泻肺气去水止嗽之药。东垣曰：桑白皮甘以固元气之不足而补虚，平心泻肺气之有余而止嗽。罗天益曰：桑白皮泻肺中火邪，非泻肺气，泻邪即所以补正也。刘若金先生谓：桑根皮之甘而有辛，犹人之脾气散精，上归于肺，人之脾肾之气至于肺，则归于在天之阳矣。阳畅则阴自降，自能毛脉合精，行气于府，精明留于四脏矣。夫水土合德以为阴，犹中土之从乎地气也。辛甘合德以为阳，犹中土之从乎天气也。桑根皮主治伤中益气者，是其主脑。如阳中之阴伤是地气不升，肾阴不至于肺也。所谓血热渴及虚劳客热，肺气喘满等症作矣。如阴中之阳伤，是天气不降，而肺阳又归于肾也。所谓肺中水气，水肿腹胀等症作矣。桑根皮悉能治之。

窃以为桑根皮强韧而有力，语云箕星之精散而为桑。箕，水星也。桑根皮取地下三尺者，以其深得地气，即得水气之厚。色白入肺，味甘而有辛，是其为肾、脾、肺三经气分之药。刘若金谓其主治伤中益气，李东垣谓其甘以固元气之不足而补虚，辛以散肺气之有余而止嗽，皆为扼要之论。但肺气虚或风寒作嗽者，非其所宜。

桑枝：气味苦平，宜用嗽者，宜散风湿痹痛，通关节，行津液，在手足者尤有效，以其入四肢也。

桑椹：甘寒，养阴生津，利五脏关节，通血气。盖桑椹者，桑之精英所结也。味甘气寒，色黑入肾而补水种子，大补丸中用乌椹，则知其益血凉血，入肾而益阴矣。按：利水以枝皮为先，祛风以枝叶为胜，而益阴气则功在乌椹矣。

以上为辛温解表、辛凉解表之两大门类，然又以升散为用者，曰柴胡也，升麻也，葛根也。柴胡、葛根载入辛凉解表药中，（责编注：据此，桑叶下应有柴胡、葛根等药，显为缺文。惜整理者远在国外，不能核实为憾。）兹即升麻一药，解述如下。

升麻：甘苦平，微寒，为足阳明、太阴引经药。主升清阳，举生气，治阳陷眩晕，举久泄，下痢后重，遗浊带下等及发散本经风邪。洁古曰：其用有四：手足阳明引经，一也；升阳气于至阴之下，二也；去至高之上及皮肤风邪，三也；治阳明头痛，四也。东垣曰：升麻发散阳明风邪，升胃中清气，又能引甘温之药上行，以补卫气之散而实其表，故参芪得此能达其上升之用。凡元气不足者，用此于阴中升阳，故补中益气汤用升柴也。

【按】升、柴、葛根皆以升为用者，但柴胡之用，专在少阳。凡病在半表半里，用柴胡引其邪，不复陷入于里，而出之半表以解散之，此则柴胡之功，非升葛之所宜。葛根则解阳明肌腠之风热，又能鼓舞胃气之上行。与升麻并用，则升清阳，解肌表之热，以合用而成功。升麻则升阳气于至阴之下，凡阳气下陷者，可举而升之。但升柴并用，可引温补之药上行。葛根、升麻虽均可升阳，然若升药并用，则升散之力著，解肌表之热有余，而举下陷之阳气，为补中益气则未能也。此升葛柴各异而用也。

长夏之月，暑气盛行，所谓暑气即湿热之气郁结而成，故非得香散之药，则邪不易去。藿香、香薷即其类也。

藿香：辛微温。又曰辛甘，又曰甘苦。其气芳香，干而揉之，其气甚香。先时多用叶，后则茎叶分用，为手足太阴药，能除湿邪而扶正气，其助胃气，开胃口，去恶气，止霍乱，定呕逆及心腹痛，皆因其除湿、散热、启脾气所致。并治外感寒邪，内伤饮食。刘若金谓：藿香生苗于三月，擢穗于七月。宜于五六月未擢穗之先，采其茎叶，逾时则性缓力减。

【按】此味先辛次甘最后苦。辛胜，甘逊之，苦则甚微。是火土之气归于燥金，金仍归土，所谓由肺以致脾之用者也。故举言其开胃助脾，讵知其由火化土，而火气即已宿于土。由土化金，而金气近以畅乎土。此所以谓其能助胃气，开胃口，能正气而去恶气者，皆在是也。梗叶之气味皆同，唯叶则偏于疏散，梗则较有下气之用，故医者每分用之。唯所主者为湿热郁结有余之症，倘阴虚火旺，胃弱欲呕及胃热作呕者，均非所宜。

香薷：辛，微温。时珍谓其为暑月表药，且以冬月之用麻黄相比拟。先哲多非之。按之顾曰：暑气流行曰暑湿，肺金受邪曰金郁，暑湿则伤金而侮其所胜，金郁则藉子水以救母，而复侮其所不胜。经曰：饮入于胃，游溢精气，上输于脾，脾气散精，上归于肺，通调水道，下输膀胱。顾精气之不游不溢，水气之不通不调，亦令金受其郁。香薷大能别水之体，区水之用，不即能和金之郁乎。第舍游溢其精气上输于肺，亦无由通调水道，下输膀胱，是香薷之功在精气也。经曰：金郁则泄之。疏云：解表利小水也。顾玄府（汗孔也）闭则表气拒，幽门（水道也）阖，则膀胱癃，亦令金受其郁，即开提玄府，启闭幽门，亦即所以和金之郁。设舍开提其玄府，亦无由启闭其幽门，是香薷之功力又在玄府也。经曰：藏真高于肺，以行营卫阴阳也。顾营从脉中，卫驱脉外，阳失卫固，阴亡起亟。亦令金受其郁，即营于脉中，当卫于脉外，固阳之守，起阴之使，亦所以和金之郁。设舍高原之藏真，营卫阴阳亦无由将行，其形脏，是香薷之功力更在藏真也。

论人参的功用

人参的功用，在《本草经》上说它"补五脏，安精神，定魂魄，止惊悸，开心益智。"《名医别录》上说：疗肠胃中冷，心腹鼓痛，胸胁逆满，霍乱吐逆，调中止消渴，通血脉，破坚积，令人不忘。

《药性本草》谓其主治劳伤、虚损，止呕哕，补五脏六腑，保中守神，消胸中痰，治肺痿及痫疾，冷气逆上。凡虚而多梦者，宜加之。

洁古《珍珠囊》谓其治肺胃阳气不足，肺气虚促，短气少气，补中缓中，止渴生津液。

《本草纲目》说：主治一切虚证，发热自汗，眩晕头痛，反胃吐食，痃疟，滑泄久痢，小便频数，淋漓，劳倦内伤，中风，中暑，痿痹及诸血症，胎前产后诸症。

人参的性质

人参为一种植物根，质极坚实，《本经》谓其气味甘微寒，《别录》说微温，《吴氏本草》载小寒，桐君雷公言苦，黄帝岐伯曰甘，《珍珠囊》本草谓其性温，味甘微苦。

【按】微寒、微温，似有不同。然微寒者，春之寒也。微温者，亦春之温也。神农直指所禀，故曰微寒；《别录》兼言功用，故曰微温，况曰微矣。寒不甚寒则近于温，温不甚温则近于寒，其意固相同也。

人参的禁忌与剂量

畏五灵脂，恶皂荚、黑豆、紫石英、人溲、碱卤等，但李言闻谓东垣理脾胃，泻阴火交泰丸用人参、皂荚，古方疗经闭用人参、五灵脂，是畏而不畏也。痰在胸膈，人参、藜芦同用，取其涌吐，是激其怒性也。忌铁，反藜芦。

剂量：中医剂量无定，视病情而定。

人参的应用

人参单独使用疗虚证，如血虚暴喘用人参，独参汤（张景岳方）。

人参膏：用参一味，熬膏治肾虚，气微欲绝。

人参与其他药物的配伍

人参与他药配合能治之病甚多，例如：伤寒阳明病，大热大渴，但脉不洪而浮虚者，用白虎汤加人参；此虽用为治热病，而因其人津液少，故用人参生津而入清热药中，以防其津液之重伤也。

人参为生津液益气之品，故凡属于津液少或气虚者皆可取用之。

（1）人参与寒药为伍，则可以治热病。例如在伤寒大渴、大热、大汗、时脉洪的用白虎汤（石膏、知母、粳米、甘草）。假如脉不洪而弱，这知是津液少，则加入人参，这是治热病用人参的例子。

（2）人参与热药为伍，可以治寒病，例如理中丸，治腹中寒湿作痛，或作吐泻，但寒，不饮水者则用人参、白术、干姜、甘草等四味。人参味甘温，白术甘温性稍燥，以人参益阴，白术启脾气，干姜去湿散寒，甘草和中，这是治寒病用人参的例子。

（3）人参可以治肺痿病。肺痿咳唾涎沫不止，咽燥而渴，《千金方》用人参甘草汤，方用生姜、人参、甘草、大枣。这个方子是治在中焦，用以益肺的。此皆治在脾，甘以

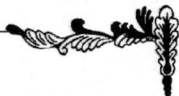

缓中，俾其能输精于肺的意思。

（4）人参能治胸满而呕。胸中之气不治，则中焦之寒邪乘之，故胸满作呕，用吴萸汤治之，药用吴萸、人参、生姜、大枣。此以吴萸散寒，生姜降逆，而以参枣补中益阳气。

（5）人参能治胃病。凡朝食暮吐，胃虚不能消谷，用大半夏汤，用人参、白蜜，以半夏降逆止呕；人参益脾肺，而以白蜜轻扬之，俾其留连中焦而治胃病也。

（6）清补剂有四君子汤、六君子汤等。他如归脾汤用之。

总之，人参之用途极广，难以缕述，约之，凡属于五脏之津液或气不足者，均适用之。盖以人参出于阴而长于阳，故同人身之肾气，由下而达于上，又能行肺气以达于下，但人参味甘，先入中焦，启中州之气，俾能输精于肺，肺气充足，则能下达而通调水道，此所以于五脏之津液或气虚者，皆适用之。《本经》谓其主补五脏，安精神，定魂魄。

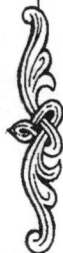

论 常 山

常山与蜀漆为一种物，其性味虽不尽同，但应用在治疟上，则无大差别。汉张仲景之《伤寒杂病论》中，只用蜀漆而不用常山。其用蜀漆，在《伤寒论》中有桂枝去芍药加蜀漆龙骨牡蛎汤一方，《金匮》中有蜀漆散一方。蜀漆散为治牡疟者。此外，治疟方中则不见用。至《千金方》《肘后方》《外台秘要》等书所载治疟各方，皆以常山为治疟专药，或和常山、蜀漆并用。常山五月结实，结实后其草暴躁，在治

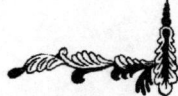

疗上用为燥湿除痰之药。前人谓：无痰不作疟，故每用常山作吐剂。如《千金》之恒山圆[①]，《肘后》之常山汤，《外台》之常山汤、常山丸、常山酒之类皆是。

李时珍谓其有劫痰截疟之功，盖以其驱逐痰水而已。水在膈上者，则佐以甘草，或豉及升麻之类，吐之。水在胁下者，则佐以陈皮、槟榔、草果、大黄之属，利之泄之。是常山有治疟之专功矣，朱丹溪等均用之。

李时珍谓常山劫痰截疟，须在发散表邪，及邪出阳分之后用之。张隐庵谓常山之治疟，是由下而上（由少阴出之太阳），自内而外，邪随气出。若邪出阳分之后，用之实非所宜。张子和治疟用常山，必久不效者始一用之。徐班候谓常山截疟确有效，唯流弊颇多，以其为截疟，非解疟也。尝考疟候多发于夏秋之间，正合于《内经》"夏伤于暑，秋为痎疟"之义，则是疟为夏暑之伏气病无疑。暑时气候，为湿与热，故又名溽暑。感而即病者为病暑，至秋而发者，为病疟。其湿盛者，用常山以燥其湿。因湿而生痰者，或涌吐，或泄下之。若热甚者实非所宜。疟之作不必尽因于痰，无痰不作疟之说，殊未可信。李时珍《本草纲目》谓："常山截疟须用在发散表邪及邪出阳分之后。"其中第一"邪"字指热，后一"邪"字指湿，邪出阳分，即痰湿在上之意。张隐庵以李时珍之说为非。盖张谓常山治湿，湿邪去则气可自下而上，由内而外。若待邪随气出，达于阳分之后，则不宜更用常山。两说虽有不同，而其以常山为燥湿之药，殊无所异。张子和治疟，用各法不效后，始用常山截疟。徐班候亦然，诚以常山为截疟，非解疟，故服常山后，寒热虽止而胸

---

① 恒山即常山原名，汉时因避文帝讳改为常山。

闷、不食、烦躁、发热（热较疟时轻而时间长）等症往往杂见，故不如解疟之法，疟解后则病霍然。又常山治疟，寒多热少，或寒而不热者，用之适宜，即蜀漆散之治牡疟是。

论桂枝汤加减变通之妙

中医治病，辨证立法宜翔实切当。遣方用药，君臣佐使要主次分明。其尤为第一要者，则只求中病，力戒庞杂是已。唯后人之立方，往往求顾全周到，而蹈冗杂之弊，此不识经旨之故也。仲圣制方之所以可贵，亦在于此，试就桂枝汤加减变通以证明之。

桂枝汤为解肌之方，故桂、芍并重。

桂枝加桂治奔豚气。

桂枝倍芍治太阳病误下，腹满时痛（本太阳病，医反下之，因而腹满时痛者，属太阴，此方主之）。

桂枝加大黄汤治太阳病下后大实痛者。

桂枝去芍治太阳病下后脉促、胸满者。

桂枝加附子汤治过汗伤阳（太阳病发汗，遂漏不止，其人恶风，小便难，四肢微急，难以屈伸者，此方主之）。

桂枝去芍加附子汤治下后，脉促胸满微恶寒者。

桂枝附子汤即桂枝加附子汤去芍，桂枝加一两，附子加两枚。治伤寒八九日，风湿相搏，身体烦疼不能自转侧，不呕不渴，脉浮虚而涩者。

白术附子汤为前方去桂加白术四两，治伤寒八九日，风湿相搏，身体烦疼不能自转侧，不呕不渴，脉浮虚而涩，大便硬，小便自利者。

桂枝汤倍芍药加胶饴一升，为小建中汤，治阳涩阴弦，腹中急痛者。

桂枝人参新加汤治伤寒发汗后，脉沉迟者。

桂枝去芍加茯苓白术汤治服桂枝汤或下之，仍头项强痛，翕翕发热，无汗，心下满微痛，小便不利者。（按：本方多作去桂，依《金鉴》之说，当是去芍，今从之。）

桂枝加葛根汤治太阳病，项背强，反汗出恶风者。

桂枝加厚朴杏子汤治太阳中风，气逆作喘者。

上述 14 方，皆以桂枝为主方，而加减变通之间，所治各异。桂枝汤以桂、芍分治荣卫，卫出下焦，太阳火弱而卫虚者则加桂；荣出中焦，脾阴不足而荣虚者则倍芍；下焦阳衰而寒甚者则加附子；中州阴虚而邪热者，则加大黄，湿盛则加苓术；荣虚则加人参；项背强则加葛根；气逆作喘则加杏、朴。加减只一二味，而所治迥异，此古方运用之妙，学者宜于此等处留意焉。

论芪附、术附、参附三方

喻嘉言论芪附、术附、参附三方曰：黄芪一两，附子五钱，名芪附汤；白术一两，附子五钱，名术附汤；人参一两，附子五钱，名参附汤。三方皆治自汗之证。审其合用何方，煎分三服服之。其卫外之阳不固而自汗，则用芪附；其脾中之阳遏郁而自汗，则用术附；其肾中之阳浮游而自汗，则用参附。凡属阳虚自汗，不能舍三方为治耳。

然三方之用大矣。芪附可以治虚风，术附可以治寒湿，参附可以壮元神，三者亦交相为用。其所以只用二物比而成汤，不杂他味者，用其所当用，功效若神。治自汗一汤，不足以尽三方之长也。以黄芪、人参为君，其长驾远驭，附子固不至自恣。术虽不足以制附，然遇里虚阴盛，寒湿沉锢，即生附在所必用，亦取制伏为耶。

伤寒方义辑萃

一、桂枝汤类

本类方共计有方 18 首。

1. 桂枝汤

【药物组成】从略

【方义】

此为中风之主方。所谓解肌法也。盖肌肤之间，卫气所居。风为阳邪，从其气之所同而中于卫。其所以能中于卫，适因卫气之虚。然邪既中之，则风卫之气两阳相并，卫遂藉邪而转强，荣不受邪则荣弱。经所谓荣弱卫强者[①]，非卫强也，卫中邪实也。非荣弱也，荣未受邪，不能敌卫邪之强也。唯其非卫气之本强，故风邪客之，而卫气卫外之令不行，荣气遂随风邪之善动，外泄而为汗。故中风、恶风而自

---

① 见《伤寒论》原文第 95 条。

汗也。其脉之缓，则以卫气之慓悍，不能敌风邪之涣散也。此方之所以解肌，实益卫之本气而祛风邪。则邪之强者不强，荣之弱者不弱，而荣卫和矣。故君以桂枝。桂枝者，助太阳化气者也。夫风之中，因卫之虚。而卫之虚，实原于下焦火弱，太阳之化气少。经曰：卫出下焦①是也。观于论中治下焦寒水，多苓桂并用者可知矣。其云桂枝散卫中之风者，以其味辛能散，益卫而不固表，卫充则风散，而表自固也。夫肌肉为阳明胃土之所合，故方中用甘草、大枣。甘、枣皆多脂液而味甘，所以培中土而益荣也。（荣为血中之气，阴中之阳。甘、枣多液而味甘，亦阴中之阳，故用以益营。）经曰：荣出中焦②是也。生姜味辛能散，佐桂之辛，以助其散邪之力。尤妙在芍药一味。夫荣之弱，实未受邪，若不以芍药固护阴液，则卫本邪强，加以辛甘化阳之药，则阴益不敌，能保其邪之不内陷乎。以芍药之苦酸微寒固护之，则荣可保无虞矣。观于寒伤荣者之不用芍，则此方用芍之义跃然矣。以姜佐桂，直走太阳之表，以散卫分之风；枣甘能和，以益荣而行脾之津液，复以芍药固荣，以防其内陷。饮粥以助胃而和阴阳，中州得和，阳明之气能充达于其外合，则肌表之邪可解矣。诚仲圣之第一良法也。

【原文适应证】从略

2. 桂枝加桂汤

【药物组成】从略

【方义】

桂枝助太阳之气化，前已言之矣。此复加桂者，以烧针

---

① 见《灵枢·营卫生会篇》：卫出于下焦。

② 见《灵枢·营卫生会篇》：营出于中焦。

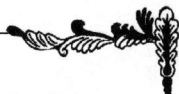

取汗之后，表邪既未尽解，针处被寒，循经内入，以致太阳之经气益虚，而寒水之气遂上冲而作奔豚之渐，故以桂枝原方以散表邪，而加桂以畅太阳之真阳。真阳既复，则化气有权，而寒水之邪自伏，气不上冲，则奔豚可止矣。或谓少阴上火而下水，太阳病，烧针令其汗，致汗多心液伤而心火衰，故水气上冲于心，将作奔豚之证。用桂所以益火而制水也。观于桂枝甘草汤，治心下悸，叉手冒心证，则此说亦颇通。

【原文适应证】从略

3. 桂枝加附子汤

【药物组成】从略

【方义】

此为温经复阳，兼救阴液剂也。盖发汗未适当，病则邪不去，徒伤其表阳。表阳虚不能卫外，皮腠不固，故汗漏不止而恶风。卫阳伤于外，则太阳之气化虚而不行，故小便难。气化不行则津液不生。夫阳气者，柔则养筋，今阳气少而筋不温，津液少而筋不润，故四肢微急，难以屈伸也。然须知此证之津液少，乃太阳之气化不行。且伤于汗泄，不可以阴柔之品以滋之。倘投以阴柔之药，是促其亡阳，安望其津液之复生乎，所谓不揣其本而齐其末也。附子辛热刚燥之品，本非亡津液之所宜。唯以此因汗后伤阳为其病之本，汗后其邪未尽而尚在于经，并未化热入里，故不见烦渴各症。且所见诸症，又皆阳虚之象，故用桂枝以去其表邪，加附子以益下焦之真阳，而温太阳之经。太阳之温化行则津液得以化。卫充表固，则汗不外泄，而津液不复伤，是温经复阳之中，即所以救阴液也。其不去芍药者，正防其辛热之药重伤其阴耳，犹是固护荣阴之意也。

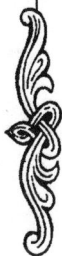

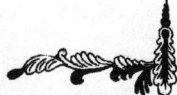

【原文适应证】从略

4. 桂枝去芍药汤

【药物组成】从略

【方义】

此方为太阳表证误下，邪陷于胸，阳虚将结之治法也。胸中为阳气之府，若胸中之阳气盛，而邪亦盛，则下后结于阳分为结胸。若阳气素虚，邪陷亦浅，则其邪不能结，故只作胸满而不至坚痛。其脉短促，乃阳虚而为邪之所阻，故时一止也。胸中之虚阳本不畅利，若投以苦寒之芍药，则必凝结而不行，其胸满必进而为痞。或则引邪下陷入腹，势必胸满不已，转增腹满。况始则邪在太阳，误用苦寒攻下，伤其不病之肠胃。若复投之以芍，则中州之阳气将益弱而不支，此所以去芍药也。去此一味，则其他药纯为辛甘化阳之品，以伸胸中之气而散其阳位之邪，则阳得畅而邪得解矣。

【原文适应证】从略

5. 桂枝去芍加附子汤

【药物组成】从略

【方义】

去芍之义，已见前方。兹复加附子者，盖以下后，太阳之本气伤（即下焦之元阳），故见恶寒。只用桂枝，足以畅太阳之气化，而不足以助元阳，故复加附子也。

【按】桂枝去芍一方，为治阳虚而邪陷于胸者，故只以辛甘化阳之法，去其寒敛之芍，则阳得伸而邪得解。桂枝加附子一方，为治太阳阳虚，不能生化津液，以致液不荣筋者，故不去芍，以固护阴液，则不致为燥烈之附子所重伤。此方之所治，则下后而证见恶寒，是为阳虚而阴寒盛，故不用芍，致增其阴寒。三方所异无多，而加减之间具有深意，等

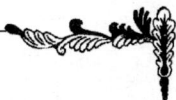

处正未可忽也。

【原文适应证】从略

6. 桂枝附子汤

【药物组成】从略

【方义】

此与桂枝去芍加附子汤药味正同，而为剂较重，且易其名为桂枝附子汤，其方义正有不同者。盖彼以表邪未尽，而元阳已虚，故以附佐桂，为益阳祛寒之法。此则风寒湿之邪杂合而留于躯壳。（按：其不为痹者，以其弥漫于躯壳，故不能痹于一处也。）故身体疼烦，不能自转侧。其邪既不在里，无呕渴之里证，又不在经，无头痛等表证，且不在关节，故亦不作骨节掣痛不能屈伸之病。唯其脉见浮虚，故知其为风，浮虚而兼涩，则以湿邪留滞故也。然《内经》云：热病者，皆伤寒之类也[①]。固知伤寒之邪，化热最易。况风湿相搏，风不得行其流动善变之常，为湿邪所郁，其化热不愈易乎。乃八九日之久，毫无热证，则其人之阳气素虚可知。阳虚则寒胜，故风湿皆从寒化而不能变热。然脉浮虚而兼涩，则知其风邪尤盛，故重桂枝以祛风，复以刚燥之附子继其后，以益其元阳而开其凝结之阴邪。其余三药，正如前数方，用之以为佐使者，故此不赘述也。其湿盛者，有去桂加术之一法，另译于后。

【原文适应证】从略

7. 白术附子汤

【药物组成】从略

---

① 见《素问·热论》。

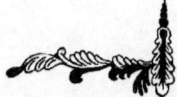

【方义】

此治风湿相搏，而湿邪较胜者，湿胜则风从湿化，而脾为之困。脾不能运行津液，故大便硬。其小便自利者，明其非太阳之气化不行，津液不生也。故不用益太阳气化之桂枝，而用白术以燥湿而助脾运之健，脾畅则湿去。复有附子之辛热，以化其阴寒凝滞之力，则津液行而大便不硬矣。

【原文适应证】从略

8. 桂枝加芍药汤

【药物组成】从略

【方义】

王晋三云：此为用阴和阳法也。[①] 盖桂枝汤桂芍等份，以其荣弱卫强，荣本不病，只不敌卫之受邪，故只以芍药三两，与桂枝相等，用以护荣。此则因本太阳病，而荣素虚，荣出中焦，脾为之源，其人素本荣虚，而下后益伤其阴液，故脾因阴液不滋，致为太阴证。《内经》曰：风气通于肝。肝主疏泄，风性善动，亦易疏泄，今太阳病下后荣虚，风邪因而内陷，脾受其制，故腹满而时作痛。（按：满因邪盛，痛因荣阴虚，不任疏泄之故。）此于桂枝汤中加芍三两，以益其荣阴而制其疏泄。且以桂枝等药，以去其内陷之邪。如此则荣阴内足，荣卫得和，而邪可去也。谓之用阴和阳者，益荣以和卫也。

本太阳病，因下而虚其阴，而成太阴之病，故仍用太阳之方，加以益荣阴之品，培太阴之阴，而仍使其邪出之于太阳，必如此荣卫乃得和也。

【原文适应证】从略

---

① 见王晋三《伤寒古方通》。

9. 桂枝加大黄汤

【药物组成】从略

【方义】

此方为太阳误下，邪陷太阴，而热盛将成胃实者之治法也。盖脾与胃相为表里，一阴一阳，以膜相连。若脾阴虚而邪陷，其邪轻者，则只作腹满时痛，故治之法，只于桂枝汤中加芍一倍。俾荣阴充足，得以与卫阳相和则邪可还出于太阳，此桂枝加芍之为治也。若其邪盛陷而成热，则将从阳明燥气之化而传阳明，结为胃实，此所谓大实痛者。盖以邪陷太阴，而太阴阴虚，健运不利。邪郁为热，将归胃府。其大实痛，即胃实之渐也。唯其表邪未罢，故仍用桂枝原方而倍芍药以实脾阴，加大黄以解郁热也。若胃阳弱者，则邪不足以化燥而为胃实，只其热盛而作下利。如此者，则当减少芍药、大黄，恐益妨其胃阳。其不曰去而曰减者，以不用芍则脾阴无由实，不用大黄则热无由解也。

【按】桂枝加芍、加大黄两方，进贤舒氏[①]辨其不适于用，疑非仲圣原方。其说亦颇有理。

愚谓：桂枝汤以桂芍分治荣卫。卫出下焦，太阳火弱而卫虚者，则加桂；荣出中焦，脾阴不足而荣虚者，则倍芍；下焦阳衰而寒甚者，则加附子；中州阴虚而邪热者，则加大黄。此数方出入加减之妙也。质之高明，未识当否。

【原文适应证】从略

10. 桂枝加葛根汤

【药物组成】从略

---

① 见舒驰远著《伤寒集注》卷八。

【方义】

此邪及太阳之经俞，将传阳明之治法也。夫邪及经俞，已渐化热，故将从阳明之燥化而传阳明。唯须即有汗无汗以定其表虚表实，为风为寒。此汤所治，表虚者也。其表实则宜葛根汤方。唯邪入渐深而渐热，若只以桂芍等和其荣卫，而不以轻清之品以化其热而升其津，则汗无由彻，邪无由解，成阳明之病有断然者。故此方重用葛根而减轻桂芍。盖芍以佐桂，桂之辛温足以畅卫气而有碍于已化热之风邪，故减去一两。桂既减，则芍之固护荣阴者，亦无须多用，故亦减之，仍使其与桂相均。葛根气味甘平而质轻上升，能鼓脾阳而生津液，滋筋脉而舒其牵引，故重用之。夫人身之经脉，赖气以温之，血以润之。若外邪内迫，侵及阳明，则津液不能上升而外达，故邪之所在，遂强急而不舒。葛根能升清阳，则津液得以四布。复有桂芍等以和荣卫，而邪可解矣。若邪已入阳明而纯化为热，则邪不在外，故不见项背强几几之证，而有烦渴、大热、自汗等证。则为邪热内烁津液，故宜白虎等汤，以化热而益其津液之源。与葛根之引津液外达而清热于表者，固有内外之不同也。

【原文适应证】从略

11. 桂枝加厚朴杏仁汤

【药物组成】从略

【方义】

此治下后里不受邪，及荣卫郁遏之喘证也。兼中风伤寒两证而言。盖中风固主桂枝汤，而伤寒至妄汗、妄下之后，则表虽不解，而腠理已疏，故不可复用麻黄，而宜桂枝矣。（论中伤寒汗下表不解者，每用桂枝为治法。）然用桂枝汤之意，只以其表仍未解。用以解表，非用以治喘也。夫下后微喘，正以邪未内陷，里不受邪之故。是以仍用桂枝法以解其肌表之邪。其治喘之功，专在杏仁。（按：麻杏甘膏汤治热郁于肺之喘亦用杏仁，故知其功在杏仁也。）而以厚朴为佐。夫邪未在里，误下适伤其阴，虽里气尚能拒邪而上逆，然阴已受无故之诛，则不能为之固护，是芍药在所必用。既有芍药酸寒收敛之品，则但用杏仁，恐尚不足以宣利其气，故必加以厚朴之辛温，佐桂枝以解肌，佐杏仁以降气也。其利气独取于杏朴者，更有说焉。盖杏仁甘苦温而多脂，能润肺而利气，引而外达于肌腠；厚朴辛苦温，色紫肉厚，苦能泄而辛温能散，肉厚象于肌腠，故亦能降气而温通肌腠也。是二物虽主降气以定喘，而妙有走表之性，正合通里气而解表邪之法。面面俱到，一丝不溢，诚时方之所不及也。

【原文适应证】从略

12. 小建中汤

【药物组成】从略

【方义】

此温中益气散寒之法也，故名建中。其曰小者，以其只治在中焦也。盖桂枝加芍，为用阴和阳，而邪可解。小建中汤则君用饴糖（即胶饴）以温土畅行中气，饴糖为稻所成，稻本甘温益脾，经烹炼之余而味为纯甘，气成大温。俾中土生发之气得畅和而且润，故用之以益中气也。病因木气过盛而中土受制，因之以虚，中虚则太阴之脉络不充，故腹中痛。饴糖温以补中，甘以缓急，则土气不为木制，而病可愈也。倍芍药者，以桂枝佐芍，酸甘相合，以敛营气而补中。盖营出中焦，中不建则营不畅也。然甘枣饴糖，纯甘性滞，得姜桂之辛，则能宣畅阳气而不滞。得芍药之酸敛，既能抑木气之有余，又能益荣阴之不足。此中土之所以建也。推而言之，凡虚寒腹痛，或痢而腹中大痛之因于虚者，此方皆能奏效也。其能治烦者，盖悸而烦，为因于虚而不因于热，此汤可用。若虚而热以致烦者，则栀子豉汤所宜也。

【原文适应证】从略

13. 桂枝人参新加汤

【药物组成】从略

【方义】

此汗后邪未尽而正已虚之治法也。盖发汗过力，则正虚不足以祛邪，而邪不能尽除，故虽汗后，而身体仍作疼痛。然若其脉仍浮，则仍当用桂枝汤以从表解。唯其脉变浮紧为沉迟，则是里气虚不能达表之象。斯时祛邪则妨正，补正则留邪，故立此一方，为补正祛邪兼顾之法。用桂枝方以其邪未尽也。然既经汗后荣虚，里气不能畅达于表，故加芍以益荣阴；又不欲固护致阳不畅而邪不解，故又加生姜，俾能宣阳达表也。人参为益阴生阳，畅荣气之品，故加用三两。使其里阴充足而能生阳外达，则正气得充而表邪无所留。复以姜桂等之辛甘相合，以祛其未尽之余邪，则正充邪去，诸症可愈矣。须知此证之用参加芍，以脉沉迟之故。盖汗后身痛而脉不起，则其为里气不能充达于表无疑。而里气之虚，实由于汗泄之故。汗伤其荣，不能充满于经脉，则脉不流利，不能灌溉于一身，则身体疼痛。与夫脉浮而身疼痛之为表邪郁遏者，固大有不同。此等处须加之意也。或谓此方宜去姜芍，只加人参。以其既有身痛，不宜用芍以固敛之，不知其加用生姜，正以佐桂畅阳而防芍药之寒敛。其用芍，则以引参之益气者，入荣以充于脉耳。

【原文适应证】从略

14. 桂枝去芍加茯苓白术汤

【药物组成】从略

【方义】

此方多作去桂加苓术，唯《金鉴》云：当作去芍是也。夫方中加减皆佐使之药。若既去桂枝则不得复以桂名汤矣。况头项强痛，翕翕发热，表证未罢乎。其注去桂者，谓无汗不得用桂。不知此之用桂，虽用之以去表邪，而与苓、术并用，乃苓桂术甘及五苓散等方用之化水气之意，故不嫌于无汗也。其去芍者，以其心下满微痛，邪将内结，故不取其寒敛之品，正与脉促胸满条去芍之例同。况桂枝汤桂芍相等，为治中风自汗之专剂。以桂去表邪，而以芍固护荣阴，既防其邪之内陷，复禁其汗之外泄。此既无汗，自无取其寒敛，转致满而微痛之邪，结而为痞也。此其去芍而不去桂无疑义矣。其加苓术，则以小便不利之故。盖小便不利，与心下满微痛并见，其为水邪无疑。夫太阳主化气者也。气化则小便出。今服桂枝汤之后，其邪内郁，心阳不得下通，则太阳气化不行而小便不利。气化不行，则不能畅其卫外之权，故其表证未能悉罢，然必其先中土健运不利，饮伏于中，迫表邪内陷，遂搏结而为满痛。唯邪陷未深，犹盛于表，故只微痛耳。用苓桂以助太阳之气化；用术以助脾之健运，脾畅则饮去而邪无所凭藉，心阳遂得以下通。复有桂苓，则太阳之气化得行而小便得利。太阳之气畅达于表，则辛甘相合，得成其解表之功。斯表证亦可解矣。

【按】

五苓散方，经中有用以治心下痞者；苓桂术甘汤，有用以治吐下后心下逆满者；彼皆表证渐罢，而陷里渐深，故不复用姜枣佐之以解外。此则表证尚多，入内尚浅，故仍用姜枣佐桂，引卫阳而畅达于表，以解其表证。其日小便利则愈者，以小便得利，则太阳之气得畅也。

【原文适应证】从略

15. 桂枝去芍加蜀漆龙骨牡蛎救逆汤

【药物组成】从略

【方义】

此因火劫以致亡阳之治法也。盖伤寒脉浮，宜以汗解，麻黄证也。误以火劫取汗，经脉得火之热，蒸动津液，遂致大汗亡阳。此之亡阳，非元阳也，乃随卫阳外越之津液也。津液既亡于外，而火气内迫，耗劫其阴，以致引动内火，而阴益不支，遂成惊狂之证。然此与误药大汗而亡阳者不同，故其见证亦异。以药发汗，由内达表，必藉阳气之畅发，始能作汗，过汗则阳气已衰矣。故用附子等药，为回阳之剂。此以火引汗，只以火热之过，致汗大泄，而外火内迫，引动内火。斯时唯恐其真阳浮越，故附子等万不可用。而须以镇固浮阳者为治法也。此方仍取法于桂枝汤者，以汗出如水淋漓，病必不除，用之所以祛邪也。其去芍者，以芍之寒敛，固能收纳浮阳，其如外迫之火气何。况始所伤者为寒邪，尤非芍药之所宜乎。蜀漆本为辛散祛表邪，和荣卫之品。然河间刘氏谓其洗去腥则辛少，其味微苦，能伏胆邪，则用于此方，既能伏抑胆火，不使上腾，且能助散表邪，不使留结于内。龙骨、牡蛎安心神而戢木火。盖木火不上僭，则阴得静而心神得清，斯惊狂之证已矣。此于镇纳浮阳之中仍寓解散表邪之意。其既去芍而桂枝三两，且佐以姜枣之辛甘，无虑于荣阴之不固者，盖以牡蛎、龙骨，既能镇固浮阳，则阴液不为阳扰而得静，且以二物皆益金以制木，具有收涩之性。

则桂枝等虽辛甘达表而祛邪，其荣阴不得随之而外泄也。此其所以为妙法也。先为末而后煮者，以救逆欲其速，故末之则药力易发也。

【按】修园陈氏谓：此方如证见汗出者，去蜀漆易茯苓；热盛者，去蜀漆易白薇；盖用茯苓即真武等方之意，用白薇以去其虚热，虽未合方中蜀漆之意，而其说用之颇平稳，故备录于此也。学者临证可采择焉。

【原文适应证】从略

16. 桂枝甘草龙骨牡蛎汤

【药物组成】从略

【方义】

此桂枝救逆之轻剂也。彼以火劫亡阳而成惊狂之证，而其邪未尽解，故仍以桂枝汤方之制，以散其余邪。此因火逆而复下之，则阳厥于上，阴伤于下，遂致水火不交，而为烦躁之证。其不为惊狂者，以火逆复下，阴阳相离，固不如只误于火，而引动君相之火上僭者，可成为惊狂之证也。此方以桂枝益下焦之阳，以龙牡镇上焦之逆，以甘草运输于中。俾中州运输一利，则水火济而阴阳和矣。此亦为末者，亦即其力速也。柯韵伯曰：此为温补安神之法。盖有见于桂枝甘草汤之治汗多心悸者。纯是补正而非散邪。此方之意，亦犹是耳。

【原文适应证】从略

17. 桂枝甘草汤

【药物组成】从略

【方义】

此因过汗伤其胸中之阳气。胸中之阳气少，则心火弱，况汗为心液，过汗则心液虚。叉手冒心者，阳不足也。心下悸者，血液少，不能养心，故心无所倚而作悸。按之心稍得安，故欲得按也。须知此之心阳虚，由于过汗伤太阳之阳，太阳之阳不能上布于胸，而心阳因之以虚。故君用桂枝，以益太阳之阳。不用姜枣为佐者，欲其阳之上达，不欲其外达也。甘草为益阴生阳之品，此用甘草者，以益中州之荣气也。盖中焦化生精微，得火化则色赤而为血。今以甘草，益中焦以生汁液，而化生荣气。以桂益太阳之阳，上达于胸而助心阳。心阳既足，荣血亦充，则阳气足以温中。心复得资以为养，而诸症除矣。此与心中悸而烦，及心下有水气而悸者，固自不同也。

【原文适应证】从略

18. 芍药甘草汤

【药物组成】从略

【方义】

此救阴液之法也。盖误用桂枝攻表，以致阳气阴液两被其伤。服甘草干姜汤，其阳气得复，故厥愈温。然阴液未充，故挛急不止。此以芍药甘草，酸甘相合，所以益其阴液也。盖阴液虚而荣气不足，则阳气不柔，故作挛急。白芍为益肝阴之品，肝主筋，肝阴足则筋和，甘草益阴中之气，佐芍药以益荣，以荣为血中之气，正阴中之阳也。桂枝汤中用之固护荣阴，不使邪入，不使汗出者，亦正以其益荣气而敌外邪，邪不得干，则汗不得泄也。观于桂枝甘草、芍药甘草两方，而桂枝汤和荣卫之理益明。

【原文适应证】从略

二、麻黄汤类

本类方共计有方 10 首。

1. 麻黄汤

【药物组成】从略

【方义】

此宣散肺气，发汗之峻剂也。夫表受邪，则从表驱之，其势便。寒邪凝滞，不留于卫而深入于荣，故曰伤营，以荣阴与寒同为阴也。寒性凝滞，伤于营则血不利，故凡太阳经行之处，皆阻滞而作痛也。邪在表故脉浮，寒性劲急，故兼紧也。汗血本同一源，荣血因寒之凝涩，不能外通于卫，卫气固闭，津液自郁，故无汗、发热而恶寒也。然邪之始入也，必先于皮毛。皮毛者，卫之合也。肺主卫气，包罗一身，是证虽属太阳，而肺实受邪，故往往兼有咳嗽、鼻塞、胸满而喘等证，以肺气膹郁故也。麻黄苦温，开窍而利肺气，为肺家专药；杏仁利肺气，俾肺气得以下达而运于周身。肺主气，血随气行。肺气畅则邪散，而血得以流通。其用桂枝者，盖卫居营外，邪之入也，必经于卫分，则其去亦必由卫而始能去，故用桂枝以解肌。且汗为心液，荣出中焦，桂枝甘草同用，能益其荣气化生之源，而引荣中之寒邪得以外出也。若即此四药而分言之，则麻黄开窍发汗，桂枝和阳解肌，杏仁利肺下气，甘草攘外安内，合而成为发汗之峻剂也。

【按】麻黄汤所治之证，或太阳始感寒邪，用之以宣达皮毛之气。或阳明初感，邪未化热，阳明主肌肉，而与太阴为表里，故其始感也，其脉亦浮。且有胸满而喘之肺证，用此汤以宣畅肺气，则邪可解也。其不用姜枣、不啜粥者，恐中气之壅塞，寒气益阴滞而不利，转有妨于邪之去也。

又：《本草经》叶氏、陈氏注，谓麻黄入心与肝，其能发汗者，以汗为心液，而肝主疏泄，用麻黄以条达肝木，则木气能疏泄而汗得出也。亦通。

【原文适应证】从略

2. 麻黄杏仁甘草石膏汤

【药物组成】从略

【方义】

此治寒邪客肺，阳郁不伸之喘证也。盖伤寒汗后，表证已罢而邪未尽去，内搏于肺，以致阳气郁而为热；或更因形寒饮冷而伤肺（按：论曰：发汗后，饮水多必喘，以水灌之亦喘是也[①]）。以致胸中之阳气郁而为热，皆能为喘。唯在表之寒邪已去，则表不为寒束，其胸中之阳郁不伸，则卫外无权，故汗出也。邪实于肺，肺气膹郁，故作喘也。然此之喘证，既非初病（按：发汗与下后之喘，比之初病作喘者不同）无汗之喘（纯为寒邪），固不可用麻黄汤也。又无表证，则汗出非中风之自汗，亦不可用桂枝加厚朴杏仁汤也。无大热，谓无大热烦渴之白虎证，是汗出不属之阳明，则又非白虎汤所宜也。况此为伤寒之变证，更不若中风证，误下而协热作利，喘而汗出者，可与葛根芩连汤也（按：葛根芩连汤，以葛根升清，以芩连清热）。是证既因伤寒郁肺而化热，则必先宣利肺气而畅发其内郁之阳，与大青龙证之阳郁于内作烦躁者，义正相合。但彼则邪实于表，而此则无表证，禁

---

① 见《伤寒论》原文第 75 条。

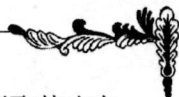

用桂枝汤。故于大青龙汤中去桂、姜、枣等药，不取其攻表邪也。只取麻、杏、甘、膏四者，以麻黄宣散肺气，杏仁利肺气而定喘。然麻黄苦温，非邪已化热者之所宜，故重用石膏为佐。而以甘草载之，俾不得任其重坠之质而沉于下。则其甘寒之性，可以解上焦之热邪，宣内郁之阳气，使之随麻黄辛散之力而出于表，则喘愈而汗止矣。唯其始伤者为寒邪，故仍取麻黄汤之大法，只不用桂耳。

【原文适应证】从略

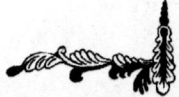

3. 麻黄附子细辛汤

【药物组成】从略

【方义】

此太阳邪陷入少阴之治法也。盖太阳与少阴相表里，太阳标热而本寒，少阴标寒而本热。若太阳之本气不足，则邪从太阳而陷于少阴之标。少阴病始得之，谓邪始及于少阴也。然发于阴者，不得有热。此为太阳陷来，故反有发热之证。唯邪随太阳之气内陷于阴，故其脉不浮而沉。唯其始伤者为寒邪，故治法必助少阴之本气，祛其邪，使仍出于太阳之标。此麻黄附子细辛汤之用也。故以麻黄畅太阳之标气，启发腠理；以附子固少阴之本气；而用细辛引少阴之本气，使出于太阳之标，则下陷之邪得升出于太阳矣。诚以细辛一茎直上，为少阴经之表药也。其功力全在升举阳气。既有附子以益元阳，则无虑于阳脱。然益阳者，未能升阳，邪之从阳下陷者，无由得以上达。故必以辛温之细辛以升举之，则下陷者得以升复其位矣。唯升阳者，无达表开腠之功，故必以苦温之麻黄发散之，则阳得以外达而邪散矣。此少阴之解表法也。

【原文适应证】从略

4. 麻黄附子甘草汤

【药物组成】从略

【方义】

此少阴之和剂也。夫少阴病，二三日而未见里证（里证兼寒化、热化两项之里证而言），则其邪之轻而浅可知。邪陷既浅，则无须用细辛之升举，只以麻黄发表，附子固阳，则其邪可由表而解。唯邪陷于少阴者未深，若发散之力过，必致因汗伤动少阴之阴，故用甘草之甘，以缓其力。且以益中州之液，俾其从麻黄得为汗于表而不伤阴，此所以为和剂也。

【原文适应证】从略

5. 桂枝麻黄各半汤

【药物组成】从略

【方义】

此荣中寒邪外达于卫之治法也。盖寒邪凝固而伤于荣，若寒邪久郁，其凝滞之性减，而将外达，荣气亦随之出于卫分而为汗，则邪解矣。表气虚不能作汗，则其邪出入于荣卫间而不得去，故作面赤、身痒、恶寒、发热各证。推其原，则由荣卫阴阳之气虚。故脉微而不得小汗也。斯时寒邪之凝固，已渐变为流通而达于卫，则非专用麻黄汤之所宜。然虽及于卫，而始伤于荣。此时荣气尚未畅达，非若风邪之只伤在卫者，宜用桂枝汤也。况阴阳俱虚，发散不可过峻，故合两方而取其半，以通表气而祛微邪也。伤寒表证不用芍药，兹用芍者，以阴阳已虚且寒邪已化其凝固为流通，药复多辛甘发散之品，故可用芍。取以固护荣阴而邪得随发散之品以外出，固不至为此少许之芍药留恋而不去也。前贤多主风寒两感之轻证解，似未允协。若果为两感，至八九日之久，则已变证百出矣，岂能以小汗而愈乎。况若为两感，则芍药在所当失矣。智者千虑之一失，窃为前贤补正焉。

【原文适应证】

太阳病，得之八九日，如疟状，发热恶寒，热多寒少，其人不呕，清便欲自可，一日二三度发。脉微缓者，为欲愈也；脉微而恶寒者，此阴阳俱虚，不可更发汗更下更吐也；面色反有热色者，未欲解也。以其不得小汗出，身必痒，宜桂枝麻黄各半汤。（23）

【按】

此节经文，前贤多作三段解（自首句至"为欲愈也"为第一段。"脉微"至"不可更发汗更下更吐也"为第二段。自"面色反有热色者"至末，为第三段），愚谓非也。太阳病得之八九日，如疟状，谓感邪八九日，虽至阳明少阳主气之期，病复如疟，然不得指为少阳病。清便自可，又非阳明入里之病。故首系之以太阳病，明其邪未离乎太阳也。唯以寒邪久居荣中，其凝滞之性渐减，渐有化热外向之机，故热多寒少，由荣外达则出于卫分，卫虚不足以祛邪，而为邪所郁，故往来于荣卫间而发寒热。唯其邪浅在荣卫之间，故一日二三度发。观《内经·疟论》谓日作之疟，其邪浅；间日作者，其邪深。则此之一日二三度发，为邪浅明矣。寒邪凝滞之力既减，且外达于卫（不内陷故不作呕）。若荣中之邪尽出，则脉必变浮紧为微缓。（邪尽出于卫分，与中风之脉缓正同。）而荣气渐畅，卫中之邪亦必不能久留，将汗出而解，故为欲愈也。今脉微而复恶寒，是荣中尚有留滞之邪，而荣卫俱弱（故曰阴阳俱虚）。邪势亦衰（故脉微），但尚郁闭于表，而表气不得通耳（故恶寒）。此时荣卫及表邪皆弱，故不可用麻黄汤之汗法。（凡《伤寒论》中汗法，多指麻黄汤方，为发汗之正法。）不呕，邪不在上，则不可吐；清便自可，邪未入里，则不可下；所以禁用此三法也。邪本伤于荣，今达于卫，若得汗则解，唯以表气虚不能作汗，而客邪及荣卫之气，遂郁于表，而为面赤、身痒各证（头为诸阳之会，表气郁遏，在面则见赤色，在身则为身痒，同以不得汗出致然也）。其曰"反有热色"，曰"身必痒者"，"反"字对"脉微而恶寒者"句而言，脉微而恶寒，似阳虚证，然阳虚则面不当赤，今反有热色者，邪郁故也。"必"字承"反有热"句言，言在面色赤，则在身必痒，乃为邪郁于表不得汗之据，则知非阳虚上越之面赤矣。故用桂麻各半，小汗法也。若作三段看，则通节之意不连属矣。此管见所及，质之高明，未识然否。

6. 桂枝二麻黄一汤

【药物组成】从略

【方义】

此伤寒汗后而邪未解，致邪渐化热，往来于荣卫之间，而发如疟状之寒热。一日再发，知其邪仍在太阳而非传于少阳也，故仍从太阳治。唯既经汗后，麻黄不可重用，故用桂枝二分，麻黄一分。是又稍轻于麻桂各半也。

【原文适应证】从略

7. 桂枝二越婢一汤

【药物组成】从略

【按】

此方之义，窃尝博考各家注解，均未敢信其必合经旨，故阙之以待详参。

【原文适应证】从略

8. 麻黄连轺赤小豆汤

【药物组成】从略

【方义】

此伤寒于表，热瘀于里之治法也。夫阳明之燥气不足，太阴之湿化有余，则燥从湿化。湿盛则不能运行津液，而阳明之气不得畅行，遂瘀于内而为热。非表邪入内郁而为热者比也。阳明之气不能畅达于肌肉，故感受寒邪未能化热，而留滞于表。其在内之湿热欲蒸于表，而寒邪固表，未能外散。斯时以寒邪在表论，则当用麻黄汤；以邪在肌肉论，则宜用桂枝汤。然热瘀于内，非桂所宜，寒在于表，非芍所宜，故兼取麻桂两方之意而去桂芍，以为宣散气道，解散表邪之法。连翘能解火郁，生梓白皮能清肺胃之热，赤豆能除湿热，引而从小便出。盖麻黄为畅气散寒之品，而气味苦温，恐妨内热，故佐以苦寒之梓白皮，则肺胃之热得从之而解矣。甘草、大枣以健脾之运，生姜以畅胃之气，即以去湿，即以解表；赤小豆为心家谷，酸以收心气，甘以泻心火，专走血分，通经络，行津液以达于小肠。表寒解，湿热去，血脉利，自无能为黄矣。其煎用潦水煮，取其味薄，流而不止，不助湿气也。此为用麻桂之变剂，亦表里两解之法也。

【原文适应证】从略

9. 大青龙汤

【药物组成】从略

【方义】

此风寒两感之重证也。盖风寒两伤，则荣卫同病。寒实于表，风性之涣散不敌寒邪之凝涩，故不能出于表而为汗。且风为阳邪，其行速；寒为阴邪，其性缓，故风邪先陷，扰于内而为烦躁。是烦躁一证，为兼有风邪之据。若只有寒邪，则其邪虽重，只能作呕逆而不能为烦躁也。或伤寒而见风脉，见烦躁而确非属之少阴者，亦为风寒两感之证，故亦主用此方。病既为两寒两伤，其法当荣卫同治，故以麻桂两方合用。其不用芍药者，以荣中有寒，且风邪内郁也。其加石膏者，以风邪乘于阳位，阳气内郁不得外通。其不作自汗者，即其成烦躁之由也，故用石膏以散内陷之风邪，兼畅郁阳，随麻黄之辛散，还出于表。石膏得麻黄为引导，则能解内热而无碍于表寒；麻黄得石膏为内援，则外祛表寒而不妨于里热。唯表寒之证多，而内热只烦躁一证，故重用麻黄而轻佐石膏，以为重祛表邪也。麻杏甘膏汤，则邪在内而不在表，只取麻黄为引导，而不取其祛散表寒，故轻麻黄而重石膏也。此虽同麻膏并用，而意各有不同也。

【原文适应证】从略

10. 小青龙汤

【药物组成】从略

【方义】

此表有寒邪，内有寒饮之治法也。夫太阳主一身之表，而肺之外合为皮毛。若寒邪客之，则表气不畅。而太阳之气化不利，肺气亦不能通调下输，于是三焦壅滞，水蓄于中，此心下水气所由来也。不曰水而曰"水气"者，以此非必为外来之水，只以气遇寒则留著而为水也。此方以麻、桂两方合用而去杏仁（作喘者仍加之）、生姜、大枣（水气流走，故不复用生姜以散之。因有寒邪，气道不利，大枣甘壅，恐其滞气者，故去之也），加细辛、干姜、五味子、半夏等药。盖麻黄为利肺气、解表邪之品，桂枝畅太阳之气，且助心火之化。细辛能升达少阴之气，俾心下水气得藉辛、桂之发散（汗出于心，心阳宣畅则汗得出，故用辛、桂以宣心阳，则水气得泄而为汗），随麻黄辛散之力出于卫而为汗，则阳畅寒去而水亦除也。独是肺气虚于上，太阳之气虚于下，苟非中州阳气畅旺，升降得宜，则上下之温复良非易，故用干姜苦温之品以益胃阳，甘草以益脾土，则中气充足，下焦水寒之气不上冲，而肺阳之气得畅达于表，客邪自无所留矣。然此皆辛温升散之品，足以祛已成之水气，若不使肺气下输，则水道不利，而下焦寒水之气，或因阳气之升而随之上逆，故以五味子收敛肺气，俾得下降。芍药护固真阴，不使随木气之疏泄而外泄。（按：辛、桂、麻黄之发汗，皆藉木气之疏泄力。其说见本草三家注各药注下。）半夏以升降阴阳，俾药之上行下达者，各行其事，则内水外寒得由汗而解矣。小柴胡、真武各汤，咳者皆加细辛、干姜、五味子，盖皆主治寒饮作咳者而言。以干姜温胃散寒，细辛升阳祛饮，五味子以降肺气之上逆，而防其辛热之药有伤肺阴，所以为治寒饮作咳之妙法也。（凡因风寒喘咳，春夏间秋冬剧者，皆可投之。）夫大小青龙皆合麻桂之制，而大青龙所治，为阳郁于内而为热，故用石膏以宣内郁之阳；小青龙所治，为阳郁于表而为寒，故用干姜以益胃阳之气。此两方对待之理也。

【原文适应证】从略

三、葛根汤类

本类方共计有方3首。

1. 葛根汤

【药物组成】从略

【方义】

此寒邪深入太阳之经输，将化热而传阳明之治法也。唯其为寒邪束表，故无汗。然渐化为热，故恶寒减而为恶风也。风邪将入阳明，汗出恶风者，用桂枝加葛根。此初感为寒邪，而不以麻黄加葛根者，盖此时邪正下陷，不取于杏仁之降气也。其仍取桂枝方者，以寒邪已渐化热，其凝滞之性已渐变为流通，正与麻桂各半方同义。其桂芍减轻者，以桂为佐麻黄发散之品，故无取其多。芍以佐桂，故宜相等。此以葛根为君，葛根为太阳阳明经药。盖阳明之气充畅，则邪无由下陷，故以甘平轻清之葛根，以升津液而舒筋脉之牵引。以麻黄开玄府之闭而散表邪，以桂畅卫，以芍和荣，甘草、大枣以益荣而肥腠理，生姜既能佐葛而升阳，又能佐麻桂而走表，则阳明之气畅，而太阳之邪解矣。其太阳阳明合病，见下利亦主之者，以寒邪由太阳陷于阳明，阳明之阳气不升，而阴寒下迫，故而作利。然此非中寒，故不用温里之剂，而用升散之方，俾其邪由表入者，仍由表出，清阳上升而表邪得解，则利必止也。须知此证之用升散为治者，以外有两阳之表证，而内作下利，故知其利属于两阳合病之利，而用升阳散邪之法也。

【原文适应证】从略

2. 葛根加半夏汤

【药物组成】从略

【方义】

此寒邪阻滞中州，而阳明不能行其为阖之权，以致浊阴之气上奔而为呕逆。半夏降抑浊阴之邪，而能升转阳气，所以利少阳之枢以助成阳明为阖之功，则呕逆可止也。且半夏性燥，能和阴阳而益燥金之气，则不致下泄也。

【原文适应证】从略

3. 葛根芩连汤

【药物组成】从略

【方义】

此中风误下，邪陷入里之治法也。夫风为阳邪，下之热邪内陷。风性喜动，入于里而疏泄太过，遂利不止。脉促者，阳邪盛也。风热盛于内，气冲于上则逆而为喘，热达于肌表则汗出。此方以葛根为君，以升清而解肌肉之邪，清升则风邪得以上达。佐以甘草，所以助其解散肌表之邪。本有汗出，故只以清解而邪即可去，无须更加以表药。用芩、连以清内热，而味为纯苦，其性燥，能解热而固大肠，肠固则利止，热解则喘定矣。此以苦寒清热为止利定喘之法。与麻杏甘石汤虽同为清热之剂，而彼则甘寒，此则苦寒。彼则因寒邪化热，郁于肺而为喘；此则因风邪化热，已达于下，上壅作喘；故彼重在宣郁，肺气不为热郁则邪得还出于表；此则重在除热，其热不下陷，而清得上升，则喘、利悉愈矣。是同因邪陷作喘，其治之法亦同为引邪外达，而二方立意之不同如此。此等处须加之意也。

【原文适应证】从略

四、白虎汤类

本类方共计有方 3 首

1. 白虎汤

【药物组成】从略

【方义】

此热在阳明经之治法也。白虎为西方金神，盖秋金之气一至，则炎热顿消也，故以取名。此方以石膏之辛凉，散阳明经中之热邪而解肌热。知母苦寒，能泻火而润燥。唯石膏质重，知母性滑，恐其直趋于下焦，而阳明不得其药力，故用粳米、甘草，俾其留恋于中宫。且甘草佐石膏，辛甘相合，得畅津液之运行而解肌表之邪热。其煮米熟汤成者，俾得如食物之入胃，藉胃气之运，以达于周身也。

【原文适应证】从略

2. 白虎加人参汤

【药物组成】从略

【方义】

此太阳证罢（按：服桂枝汤，脉洪大而太阳证未罢，阳明证不见者，仍与桂枝汤方。其证已详于桂枝汤证下），而阳明经热甚，热灼津液，以致大渴引饮之治法也。或其人阳明燥气素盛，或经误治，大伤津液，均能致邪化热，传阳明成大渴引饮之证，故用白虎汤以解其热，加人参以升脾阳而生津液，则渴可止也。然必表邪已罢者方可用之，否则邪得补则留而不去也。

【原文适应证】从略

3. 竹叶石膏汤

【药物组成】从略

【方义】

此伤寒差后，胃有虚热之治法也。盖胃主生津液而脾运之以达四旁，则津液足以养肌肉而身体丰满。今因大病之后，或汗或吐或下，以致胃中空虚，其邪虽解而胃中津液不生，于是燥热之气遂逆而作欲吐之病。胃中津液尚不足以济其燥，又何能旁达而肥肌肉乎，此所以成虚赢之证也。其少气者，盖以燥气独盛则气不化，即《内经》所谓壮火食气也。斯时也，须清其热而补其虚，乃为合法。此方为人参白虎汤之变剂，而减知母苦寒之品，恐其妨于阳气之化生也。加竹叶、麦冬、半夏者，竹叶甘淡，为除上焦虚热之品。石膏辛寒，以其散热而又虑其过寒伤胃；故监制之以半夏。半夏为辛温之品，其性燥，善降逆气而和阴阳。石膏得半夏之辛温，则不至过寒而伤胃。半夏得石膏之辛寒，则无虑温燥而伤津。与竹叶三者相合而成其除虚热降逆气之功。人参、麦冬养脾肺之阴，其味皆甘，故能于滋益津液之中，具有化生阳气之妙，非若阴凝之药可比。甘草、粳米甘平和缓，益胃气于无形，殊无过补滞泥之弊。论曰呕家忌甘，此证见欲吐而不以甘药为嫌者，盖证属于虚，且有半夏之辛以监制之也。用此汤则燥热解而脾胃之阴液足，胃肺之元气充，肌肉得所濡养而虚赢少气可愈矣。此病新瘥而胃热津虚之良法也。

【原文适应证】从略

五、小柴胡汤类

本类方共计有方6首。

1. 小柴胡汤

【药物组成】从略

【方义】

此和解表里之祖方也。盖少阳为枢，主半表半里。邪及少阳，则所入渐深，传里甚易，汗、吐、下三法皆在所禁（汗之则谵语，吐、下则悸而惊），斯时必先实其里气，以防其内陷。更用利少阳枢转之药，则邪得由外达。此和解一法，所由立也。夫少阳主枢，行身之侧。左升主乎肝，右降主乎肺。柴胡二月生苗，感一阳初生之气，故能升足少阳之清气。黄芩味苦，能降手太阴之热邪。用此二味以升清降浊而助少阳转枢之力。半夏生当夏半，得一阴初生之气，而气味辛温属阳。佐柴胡、黄芩转少阳之枢而和半表半里之气，俾邪得因和而解。用人参、甘草以益脾阴而畅中气，恐少阳之邪循经入里而传于其所胜之太阴，此先于其所往，为预防邪气内入之法也。用姜枣者，以和太阳之荣卫，俾邪得转而外出也。此不曰散汗，而曰和解者，以其和阴阳而邪自解也。《内经》曰："太阳为开，阳明为阖，少阳为枢。"开者其气升散也。阖者，其气收降也。枢者，其气转旋也。故麻黄汤之升散，桂枝汤之和散，为太阳之主方。白虎、承气皆收降其气，为阳明之主方。小柴胡汤升清降浊，通调经府，和其表里以转枢机，乃为少阳之主方也。今之医者，每不解和解二字之义。遂以此方为四时外感轻证之通法，此不识经旨也。

【附】加减法

（1）若胸中烦而不呕，去半夏、人参，加瓜蒌一枚。

【注】邪热留滞胸中故烦，邪未有向里之势则里气不逆，故不呕。夫烦者，热盛而躁扰也，故不取半夏之降逆，恐其助烦热也。其去参者，以邪无向内之势，故无须重以培土，且恐中气过盛而上焦之热转炽也。瓜蒌实苦寒，以除胸中之热邪而化燥也。

（2）若渴者，去半夏，加人参合前成四两半，瓜蒌根四两。

【注】若证见渴，而为津液素虚而热盛于上可知，故去半夏之燥，倍人参以滋津液之化源。瓜蒌根引津液上滋，以祛热而止渴。

（3）若腹中痛者，去黄芩加芍药三两。

【注】若血液虚，而肝脾之阴不足，而少阳木火偏盛，中土遂受其制而为腹痛。黄芩虽能泄火，而实有妨于脾，故去之。芍药则既能益肝脾之阴，且能戢木火之气，故加之也。

（4）若胁下痞硬，去大枣，加牡蛎四两。

【注】邪气结于胁下则痞硬。大枣滞泥，味甘助满，恐其留邪，故去之。牡蛎咸寒，能泄木气，不使其上僭，且咸能软坚，故用之以治胁下痞硬也。

（5）若心下悸，小便不利者，去黄芩，加茯苓四两。

【注】太阳之气不化则小便不利，而水蓄于下，寒水之邪上乘于心，故心下悸。用黄芩恐其益下焦之寒，故去之。加茯苓以去蓄水，抑水气之上冲，则便利而悸止矣。

（6）若不渴，外有微热者，去人参，加桂三两，温覆取微汗愈。

【注】里无渴证而外有微热，是里和而邪多在表也，故去人参，恐其补而留邪也。加桂三两，即桂枝汤之意，有甘草、姜、枣等佐之以散表邪也。

（7）若咳者，去人参、大枣、生姜，加五味子半升、干姜二两。

【注】寒邪侵入肺则作咳，人参、大枣皆甘补壅气之品。肺主气，肺有寒邪，气本不利，若再加以壅气之品，则邪益不能去，故去之。生姜能散表寒而不能温里，故宜用干姜。凡咳皆聚于胃，关于肺。今因中寒，是以作咳用干姜以温土而散寒，然恐其热伤肺阴，故加五味子以敛护肺阴。其不去黄芩者，以寒乃中土之寒，用干姜只宜化胃之寒，而黄芩则防其热伤肺也。

【原文适应证】从略

2. 柴胡桂枝汤

【药物组成】从略

【方义】

此柴桂两方之制合而为用也。其君以柴胡者，以邪已及于少阳，必得柴胡之剂，始能助少阳之转输而运邪外出也。然在表之邪未离太阳，不用桂枝之剂则太阳之邪不能散去，故加桂芍于柴胡汤中，便成两方之制。夫发热微恶寒，支节疼痛，太阳之表证未罢也。心下支结，则太阳之邪由胸循膈及胁，故心下支结也。呕为里气上逆，微呕则里邪甚轻也。里邪轻而表邪重，又值六七日太阳主气之时，故于柴胡汤中，具桂枝之制也。其过汗亡阳、谵语，亦用此者，盖以过汗伤津而胃燥谵语，夫血汗同出一源，荣出中焦而肝实藏血。用柴胡汤者，所以益津液之化源，即所以和荣也。过汗表虚则邪不能去。卫出下焦，桂枝实益卫之剂，卫畅则表邪得解，即所以和卫也。荣卫和则津液通，而病愈也矣。

【原文适应证】从略

3. 柴胡加芒硝汤

【药物组成】从略

【方义】

此本柴胡证，误以丸药下之，邪得随之入胃而化为热之治法也。若无微利之证，则用大柴胡以利其里气而去其燥结。以此曾经误下，而里气不结，唯下后阳明之津液虚，而燥气偏盛，故日晡之时发而为潮热。此不可以大柴胡更利其里气，而徒用小柴胡，则阳明之燥热不能解，故于小柴胡之中，加芒硝一味，以化燥而除热。其燥热得解，则潮热可愈，而利亦自止。其先与小柴胡者，以少阳之表证犹多也。或谓圆药为巴豆小丸子，盖其药虽为攻下之品，而其性却为热，乃温通之法，虽能得利而热蓄于胃，则邪未能因利而除，故生出潮热之变证。此时既利，则未可复攻，而其陷之邪与药之热，不有以通之，则其邪无以解，故此方只以芒硝化燥，以去其热，而更不取于大通气也。

【原文适应证】从略

4.柴胡加龙骨牡蛎汤证

【药物组成】从略

【方义】

此太阳病下后，而见经腑错杂之坏证。因证用药，为柴胡汤之变法也。盖本太阳病，至八九日，当阳明、少阳主气之期，误用下法，而变出三阳经府各证焉。唯以少阳之证居多，且少阳为枢，主半表半里，此证表里杂见，故取少阳之主方为治而更因证加减也。柴胡、半夏以转少阳之枢为君。而于本方去甘草，减大枣，以太阳之邪，因下陷于胸中，故胸满而烦。甘草、大枣，甘能助满，故去之、减之也。（观于过汗叉手冒心证用桂枝甘草，则此胸满去甘草可知。）不尽去枣者，留其半与姜共成和表之功。不去人参者，以下伤里气，留以补虚而助正也。用大黄者，以下伤津液而胃燥谵语，故用之以除其邪热而止谵语也。苓桂能助太阳气化而利小便，且胸中之邪未离太阳，正可藉姜、桂、大枣以达于表。况身重为阳气不行，得姜、桂之力则阳气得畅乎。龙骨气味甘平，龙为水中之物，得东方之灵气能敛戢木火，入心而安神。牡蛎咸平微寒，气平入肺，微寒得太阳寒水之气，水能涵木，金能制木，故用之以治惊（可与桂枝加龙骨牡蛎汤参看）。铅丹气辛微寒，本金水之精，得火化而色赤，故亦能治惊，此水以济火之意也。用小柴胡方中诸药，则少阳之转枢灵；用姜桂诸药，则太阳之气化行。枢转利而阳气复，则身重者不重，而转侧如常矣。以一方而补泻并用，镇散兼施。盖补之则正气充于内，而邪不得内陷；泄之则邪热得解，不致结为内实；散之以祛其未尽之余邪；镇之以防其阳气之浮越。面面俱到，头头是道，此其所以为经方也。

【原文适应证】从略

5. 大柴胡汤

【药物组成】从略

【方义】

此邪在少阳半表，而里气为结之治法也。若邪结于胃府，为有形之实邪，则宜三承气为治。若三焦无形之热结，而半表者仍未尽去，则宜用大柴胡汤。取小柴胡之制以和少阳之表气，去参草者，以内已有结热，不可复用实脾之品，益助其热，恐其热炽而成胃实证也。加生姜者，以止其呕也。少阳之里即为厥阴，厥阴主藏血，邪在少阳，少阳之热偏炽，则恐厥阴受灼而邪陷入阴，故用芍药以益厥阴之阴而泄少阳之气。用枳实、大黄者，以利气而去无形之结热也。

又：慈溪柯氏云："伤寒发热，汗出不解，十余日结热在里，心下痞硬，呕吐下利，复往来寒热，或误下后柴胡证仍在，先与小柴胡，呕不止，心下急，郁郁微烦者，此皆少阳半表里气分热结之证。其心下急、烦、痞硬，是病在胃口而未入于胃，结热在里，不是结实在胃，因不属有形，故十余日复能往来寒热。若结实在胃，则蒸蒸而热，不复作寒矣。故倍生姜，佐柴胡以解表。结热在里，故去参、甘，加枳、芍以破结。条中并不言及大便硬，而且见下利证，则不用大黄之义跃然矣。后人因有下之二字，妄加大黄以伤胃气，非大谬乎。"此大柴胡中不用大黄之说也。

窃按：柯氏谓之邪不在胃，不宜用大黄则可。若谓其有

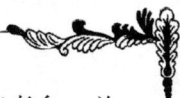

下利即不用大黄，则不可。以论中下利且有用承气者矣。总之，此方所治，邪多在里而半表之邪已微，若其邪热结于里者尚轻，则无须用大黄徒伤中气。若其热结深，津液不堪消烁者，则宜用之，以解其热而救津液。津液者，胃所主也。是不特无伤中之虑，且所以保存中气也。学者须两识之。

【原文适应证】从略

6.柴胡桂枝干姜汤

【药物组成】从略

【方义】

此方为太阳证，误治而陷于少阳之治法也。夫汗下未当，以致汗伤表气而下伤里气，邪遂陷于半表半里之少阳，其在太阳之邪尚未尽去也。唯其已及于少阳，故见胸胁满、往来寒热各证，而以柴胡为主方。唯其邪未离太阳，故小便不利而用桂枝。其用干姜者，以汗下之后，中州阳伤，故用之以畅胃阳也。其取名以柴胡桂枝干姜者，以小柴胡之制，故名柴胡，余药皆小柴胡加减之例。而桂枝干姜，则各自为法，故取名此三药也。柴胡、黄芩除往来寒热而利少阳之枢，然黄芩降浊热者也。汗下之后，胃阳已虚，况渴而小便不利，则胸满微结，难保无饮蓄于中，故用干姜以畅胃阳，则黄芩降热而中土不致受其寒也。桂枝助太阳之气化，微特解在表未尽之余邪，且能利便而化液也。其不如加减法中加苓而去苓者，以下焦寒水之气未动而作悸，则不取苓之镇抑而畏苓之益寒也。渴而不呕，故去半夏，加瓜蒌根。其不用人参者，以心烦故也。胸胁满、微结，则非结胸者比，故不从结胸之治法，而以牡蛎去胸胁之满。去大枣者，甘能助满也。甘草则既能佐柴桂以达表，且能佐干姜以和中，乃和缓之妙品也。

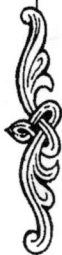

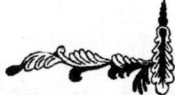

窃按：此证本太阳伤寒，汗未适宜，太阳亡阳于外，下又误用，阳明复伤津于内，唯在六日厥阴主气之时，开阖失职，遂病及少阳之枢。斯时也，邪在三阳，阴液复伤于汗下，故头上汗出而周身不复得汗也。其往来寒热为少阳本证。心烦则热盛于上而阴液不济之兆。不呕则下后气不得上逆之故。此外，曰胸胁满微结，曰渴，曰小便不利，即此数证而论，则渴无不饮之理，饮入不便，以致与下陷之邪，微结于胸胁之下而作满，则是表邪下陷，与停饮相应而为患，故此方以柴芩利少阳之枢而去其寒热。用牡蛎以泻胸胁之水邪，而以桂枝助太阳化气，开水道于下。然中气不畅则饮无以散，津无由生，故以干姜畅胃阳，以甘草生津液。然本有渴证，遽投姜桂以治其本，则其标病必益甚焉，故以瓜蒌根生津止渴为治标之法。如此，则停饮得去而津液得充，阳气得畅，少阳之转枢利，太阳之气化行而邪之须出于表者，得因汗而解矣。其言初服微烦者，以上焦邪盛而津伤，一遇姜桂之辛温，其势必因而转剧，非心烦减之谓也。逮再服，则胃阳已畅，津液已充，故得汗出而解也。

【原文适应证】从略

六、苓桂术甘汤类

本类方共计有方 3 首。

1. 苓桂术甘汤

【药物组成】从略

【方义】

此为吐下后，胃阳虚而邪下陷，复用汗法，伤太阳之经气，而寒水为病之治法也。盖吐则气上涌，而胸中之阳气以虚；下则邪内陷，而胃阳之气因弱。中、上二焦之阳弱，则邪之下陷者未能化热而寒留滞。阳郁不伸，其津液不得阳气之运行，遂结而为饮。（其素有停饮者，亦能病之。）心下逆满者，下陷之寒邪所致也；气上冲胸，寒饮之气上逆也。饮邪迫而经气逆，故起则头眩也。其脉沉紧者，寒邪结于里而虚阳不伸也。斯时若复发其汗，则更伤太阳之经气。中焦之土气已弱而太阳之经气复伤，其寒水之气，遂乘其阳气不能温表之势，而为振振动摇之证。重则宜真武，以温经而散寒；轻则宜此汤，以益阳而化水。故以茯苓为君，以镇其寒水之邪，使之下达。而以桂枝助太阳之气化，太阳之气化行，则经温而寒去，自无振振动摇之虑矣。白术苦温而燥，能健脾之运行而除湿，则中州留滞之寒饮得以化，而下焦寒水之气不得上冲。其用甘草者，唯特以益脾阴，且以之佐桂枝，以益胸中之阳气而散下陷之表邪，取桂枝甘草汤之意也。唯以寒邪搏饮留结于中，故以培土化水为要著。盖中土之气得充，太阳之气得畅，则寒饮不留于中，而阳气得温于外矣。此苓桂术甘制方之意也。

【原文适应证】从略

2. 茯苓桂枝甘草大枣汤

【药物组成】从略

【方义】

此汗后阳虚而寒水上冲之治法也。盖汗为心液，实藉阳气以达于表。若只汗伤心液，胸中之阳气不充，而寒水之邪未发动者，则只益其胸中之阳，俾心血得生，心阳得畅，斯可矣。若汗伤心阳，而下焦水寒之气上犯者，则须抑其水寒之气，而防其上凌于心。盖水与火贵乎相济。水能济火，则火得其平，而无焚如之患，此即阴为阳守之理也。今因心火偏弱而肾水之邪遂致乘其所胜，是始为阳之守者，今欲为阳之寇矣。然脐下为肾之部，脐下作悸，则水邪尚未及于上焦，故曰欲作奔豚而未成为奔豚也。是方君以茯苓，所以抑其水寒之气也。用桂枝以助太阳之气化，俾下焦阳畅，则寒水可化也。况桂枝甘草复能助心阳而益心液乎。其不用术而用枣者，盖饮蓄于中则用术以燥之。况大枣纯甘，非心下逆满者之所宜。故前方用术而不用枣，此则内无停饮，故不取术之燥而用大枣，以崇土气而镇水邪，土气既崇则水邪不得上僭矣。

【原文适应证】从略

3. 茯苓甘草汤

【药物组成】从略

【方义】

此汗后虚阳未复之治法也。夫汗后脉浮数，此阳气出之表而未复。若内有蓄热而作渴者，则用五苓以行太阳之气而化热。如内无热而不渴者，或饮停于中而心下悸，阳不外达而作厥者，则用此汤。盖汗出伤津，则津伤而阳燥，故每致作渴。今汗出而不渴，则阴有余而阳不足可知。然脉仍浮数，则是其在表者微有余邪，故用姜桂以畅表阳而祛其未尽之邪。然里阳未充，一经辛散以畅阳，或致水寒之上泛，故君用茯苓以镇其寒水而伏其饮邪。用甘草者，一以和中，且能达表，唯以无渴证，故只用一两，无取其多也。又按洄溪徐氏谓：此条重在汗出二字。乃发汗后汗出不止也。汗不止则亡阳在即，当与真武汤。其稍轻者，当与苓桂术甘。更轻者，则与茯苓甘草汤。以三方同用茯苓为君，盖汗出大泄则阳虚，必引肾水而上泛，非苓不能镇之，故真武则佐附子以

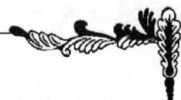

回阳，此二方则以桂枝甘草化液也。

【原文适应证】从略

【按】

窃按：苓桂术甘汤、茯苓桂枝甘草大枣汤、茯苓甘草汤，三方所异者，只术、枣、姜三味，而所治迥别。盖白术苦温而燥，健脾而化饮，中州有停饮，以致土不制水，而下焦寒水因而为病者宜用之以培其本，则土崇而水伏矣。大枣甘而多脂，有益脾之功，而燥湿化饮则非其所能，故土虚而水上冲者，为所当也。茯苓甘草汤与五苓散对举，曰汗出而渴者，与五苓散；不渴者，与茯苓甘草汤。盖汗出而渴者，太阳之气不化也。汗出不渴者，太阳之阳气虚于表，而中州留饮，胃阳不宣，故用生姜以宣胃阳，而不取白术、大枣补土之法也。此其所以各不同也。

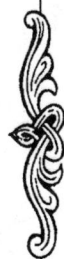

七、五苓散类

本类方共计有方 2 首。

1. 五苓散

【药物组成】从略

【方义】

此方以五苓名汤，为利水化气之良法也。盖表有寒邪而上焦停饮者，用小青龙发其汗，则水邪随汗而出于表。若蓄于下，膀胱之气化不行，则用五苓散，以助太阳之气化而利小便。夫太阳之府即为膀胱，膀胱之气化不行，则太阳之邪得及于府，其经邪未解者，则身热而脉浮数，其在府之气化不行，故下则小便不利，而上则燥烦消渴。饮

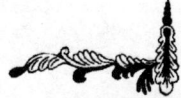

入之水不化则水蓄于中，故作水逆之证。斯之燥渴，既非阳明邪热燥津，则不得用白虎。且其病在气分，又非阴虚热结者可用猪苓汤也。是必益其气化，利其水道，以去其蓄饮，则津液有以化而烦渴可止也。猪苓、茯苓皆甘淡之品，以利水道，复以茯苓以镇其水气，俾归于膀胱。而少佐桂枝，助阳以化水。然水者，肾之所主也，泽泻味咸入肾，俾培水之本，真水充则水邪得去也。土者胜水者也，饮蓄于中则脾为水困，而运行不利，无以输津液而灌溉于脏腑。白术温燥，能助脾之健运而祛湿，以制水之逆流，而水得循其道矣。总之，二苓、泽泻淡渗以泄水邪，术培土以运津，桂畅太阳而解肌表，内输水府，外散表邪，则气化津生，消渴止而小便利矣。

【按】

此方又有用桂者，盖桂与桂枝虽同为辛温之品，而其用有别。若取其宣散之力，则桂不如枝，以枝阳气之升者也。如取其温益之力，则枝不如桂，以桂得味之厚者也。然则此方之宜桂宜枝，只视其证之有表邪与否。如有表证则用枝，俾太阳之经得畅达于表。如无表证，则用桂，俾膀胱之府气得温行于下。此固未可胶执也。

【原文适应证】从略

2. 猪苓汤

【药物组成】从略

【方义】

此热邪燥阴而水不利之主方也。盖三焦为决渎之职，而太阳为化气之源。气不化而便不利者，则用五苓以行其气化。若邪热内盛，阴液被灼，而三焦水道不滑利者，则用此汤。其阳明少阴俱用之者，以阳明为津液之源，而少阴主藏津液。若阳明热盛津伤，少阴邪从火化，而阴液被灼者，皆能成此水不利之证，故用此汤为治法也。其用白虎汤者，以无蓄饮，故只救津液以止其渴而清其热邪。此则决渎失职而水蓄于中，故于利水中兼顾阴液也。其二苓泽泻，仍是利水之意，已见五苓散中。阿胶益肾阴者也。滑石清热邪而利水道者也。因其作渴已属阴伤，故只利水恐致重伤其液，况不加以益阴利窍之品，则三焦不利，水无由行也。其汗多而渴以此为禁者，正以其津虽伤而水不蓄，未可利水重伤其阴也。王晋三云：五苓散治太阳之本，利水监以实脾守阳，是通而固者也。猪苓汤治阳明少阴热结，利水复以滑窍育阴，是通而利者也。洵两方之真义也。

【按】

《金鉴》引赵氏之说，略谓太阳为寒水之脏，非阳莫化，故重在亡阳。阳明、少阴主藏津液者也，以津液为要，故重在存阴。五苓散助阳气以化寒水者也。虽有燥渴等证，乃阳虚津液不济之燥，故用桂，即重在阳气之理也。阳明、少阴热甚而津液被燥者，则急下之，所以保存津液也。此虽利水，而亦顾存津液用胶、石者，可见阴液为要，恐水去而阴随亡也。重阴重阳，因经为异，是又不可不知也。

【原文适应证】从略

八、栀子豉汤类

本类方共计有方7首。

1. 栀子豉汤

【药物组成】从略

【方义】

此宣阳和阴剂也。先哲论此方者，或指为吐剂，或斥为非吐剂。窃尝参考各家之说，而得其故焉。夫此方原非涌吐之法，张隐庵曾详言之。况明明治虚烦之证，则不取其吐也无疑矣。而用法中有"得吐者止后服"一语，后之各家遂视为吐剂，与瓜蒂散等类及之。不知此方原无令人吐之力，其服之或吐者，以其胸中有痰涎蓄积，得此方而上焦之阳气宣达，邪无所留，逆随气而涌出，非药力促之也。其胸无宿垢者之不吐，又何疑乎？今试即其立方之义而详言之。栀子为苦寒清热之品，气薄味厚，轻清上行，为阳中之阴药，入手太阴肺及手少阴心（花色白得金气，子赤得火气）。肺主气而生津液，心属火而水寓其中。若汗、吐、下后，则津虚而水伤。气偏盛而为火，离中之水即为血液，若气并于火，则气浊而血亦不能独清。血为火扰则心无所主，而懊恢作焉。栀子气薄味厚，入心肺而制其气之有余，气不化火则气清，气清则血不为火扰，而还归于宁静，如是则阳中之阴和，而阳乃得舒，故不同于他种苦寒品，直折有余之火邪者也。香豉气味苦寒，为黑大豆蒸窨而成，本为谷属，而得水色、火味，能启阴气藉土运而跻于天，故其气宣扬而能升能散。盖阴气得以上达，则火气不得下侵，而阳气自能宣畅也。潜江刘氏注本方，引东垣之说，谓烦躁多责之心肾。仲景以栀子色赤味苦，入心而治烦，香豉色黑味咸，入肾而治燥，谓为神药。若然虽不可执此一方以治虚烦，但心肾原是一气，而脾为坎离之交，东垣谓烦躁皆心火为病，并及于肾与脾，其引经义甚确，而未及大畅也。盖心火为烦，类由肾阴不至于心。夫离中之坎，内者是宣，外者为用，汗、吐、下后之虚烦，虽伤其阳，更亡其阴。兹以淡豉化阴气而上奉于心，为

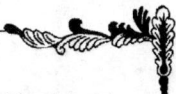

肾脾宣扬生化之要药。而以栀子清上焦之气，俾气清而血不为所扰，则心君泰然矣。

【原文适应证】从略

2. 栀子甘草豉汤

【药物组成】从略

3. 栀子生姜豉汤

【药物组成】从略

【方义】

此两方为心烦懊侬而兼见少气或呕者立法也。夫前方所治，为阴不济而阳气有余之虚烦证，是只责在水火也。若土气复虚，地气不足以升，则天气亦因而少降，此所以症见少气也。甘草益脾阴而生荣气，俾中气得补，而天气亦充，其性和缓，益气而不助火，且能引火归土化。故加之以治少气者也。若胃气逆而作呕，则宜加生姜以降其逆，逆降则中气治。得栀子、香豉以通其水火，则虚烦亦除也。

【原文适应证】从略

4. 栀子干姜汤

【药物组成】从略

【方义】

此胃阳虚而火不下交之法也。夫伤寒五六日，而用下法，当非大误，故未成结胸。唯以药重病轻，遂致胃阳受害，中土失其温化，则心火未能下交，故虚烦而结痛也。阳气不达于外，故表热不能悉去。此方重用干姜以复其胃阳。而以栀子除其虚热，俾土温而火降，则结痛止而微烦可已也。

【按】

伤寒之邪，利其速去，唯须审其邪之在表在里，或发

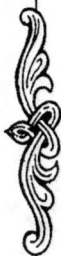

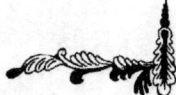

散，或攻下，各宜用丸、汤，以丸药之力缓也。至若误于汗下，则丸药之害亦较汤为轻。故当邪未全入里之际，误以汤下，则邪遽陷而伤上焦之阳，为结胸证。若误以丸药大下之，则胃未结实，遽受此无过之殊，胃阳遂虚而不畅，心火亦因之而不能下交，故作微烦之证。其在表未尽之邪留连不解，故身热依然不能去也。此方以干姜畅胃阳之气，俾得充于中而达于外，则身热可解。以栀子清心火俾得下交，则微烦可除。其去香豉者，以其病不责在阴气之不升，而在于中州阳气之不能输运也。（以上按原文解，两存其说，学者临证审用可也。）

【原文适应证】

伤寒，医以丸药大下之，身热不去；微烦者，栀子干姜汤主之。（80）

【按】《金鉴》谓：此条应用栀子豉汤，其心中结痛一条宜用本方，其说颇是，今从之。

5. 栀子柏皮汤

【药物组成】从略

【方义】

此热自里以达于表之治法也。盖湿热郁蒸，则发黄病。今黄而发热，则知湿热之气已达于表，故汗、下例皆不宜用，而以此方为清解之法。以栀子清上焦之热，上焦热清则三焦滑利，而水道通调。以黄柏清下焦之热，下焦热解，则肾水不为热耗，而太阳制水有权，使热去而湿亦不得独留。然更不用行水之品，以其湿热已达于表也。用甘草者，以甘草益脾气而主肌肉，俾其引清热之栀、柏，以达于肌表之分而解其邪，则表邪解而内气清，身黄发热皆可爽然矣。

【原文适应证】从略

6. 枳实栀子豉汤

【药物组成】从略

【方义】

此微汗、微下法也。大都瘥后必虚实相兼，故汗下皆取其微。清浆水即米泔水之味酸者也，空煮则水性熟而沉。栀、豉轻而清，功在上焦，今得清浆水煮之，则其力不得上达，必须旁通，复以枳实宣通中焦，俾其滞去而土气得畅，故能复取微汗也。如其食停中焦者，则加大黄佐枳实以下降，则三焦通畅，营卫得和，而劳复可愈也。

【原文适应证】从略

7. 栀子厚朴汤

【药物组成】从略

【方义】

此邪留于胃而心烦之治法也。盖下后则胃多虚寒，然亦有因下邪留于胃，而胃气实而逆者。胃气逆则心火不得下交，故不责之水，则香豉未当，故去豉而用枳、朴以降其胃府之邪，而以栀子清上焦之火，火去则烦止。胃邪解则腹满、起卧不安皆愈矣。此治烦之又一法也。

【原文适应证】从略

九、泻心汤类

本类方共计有方 11 首。

1. 大黄黄连泻心汤

【药物组成】从略

【方义】

此因汗伤营气，邪内陷而气微结，以致火不下交之治法也。盖有形之邪结则硬而满，无形之气结则虚而濡。心下痞而濡，是火邪微结不得下通，故关上微浮。是证若不泻其火，则火无由降。若过泄其火，则火气本虚，况峻攻其热转伤其阴乎？黄连苦燥，入心降火，唯其气燥，则邪不得从之而深入。大黄本胃家药，以土为火子，气结用大黄者，泻其子之义也。然此二味，皆味厚气薄之品，若煎用则下行力过，非虚热所宜，故不用煎法，而以麻沸汤渍之。麻沸汤者，水沸时起泡如麻子者是也。渍之则取其清虚热之气。而不取其味以峻攻也。其名泻心者，以心为火，火结用之，故名之为泻心也。然此只虚热之结，若热结甚者，则当取陷胸以攻其结，非此方所能治也。

【原文适应证】从略

2. 附子泻心汤

【药物组成】从略

【方义】

此心火结而肾阳虚之治法也。心下痞而恶寒未罢者，表邪未解也，当先解表而后攻痞。若表证已罢，因痞而复恶寒汗出者，则因心火痞结，不得下通，而下焦之阳虚不固于表，故见恶寒汗出，非表证也。此汤以芩、连、大黄泻上焦之结火，俾得下通。唯此时之火乃虚火而非实邪，故仍以麻沸汤渍此三味，取其气以解虚热，而不取其大泻。附子则煮取其汁，以固下焦之元阳，俾得畅行于表。然恐其阳僭越于上，反助心火，故于黄连、大黄之外，更加黄芩，以防下焦之阳上炽，俾离火得以下交也。此辛热与苦寒并用，回阳泻痞，两奏其功，分制合服，各行其事，诚古方之妙理也。

【原文适应证】从略

3. 甘草泻心汤

【药物组成】从略

【方义】

此因误下胃虚而客寒上逆，以致心火不得下交，而为痞硬之治法也。唯必其人胃气素虚，故下后谷不化，而下利腹中雷鸣，皆下陷之寒邪与肠胃之虚气为病。虚寒之气上逆于心下，则心火不得下达，故心下结为痞硬，愈攻则虚寒之上逆愈甚，则痞亦愈甚。心火不下降，则上逆为干呕，为烦。是必降其火气而温补中土，俾中气充，寒邪去，火得下交，则诸证已矣。故君用甘草，甘草生用能生津液而泄火。此方用之，一以泄心火而除烦，一以补胃中之空虚，一以缓客气之上逆。芩、连二者，佐甘草以泻上焦之浮火，俾得下行。重用干姜者，本以散中宫之寒，且以行芩连之气而消痞硬。佐半夏以除呕，协甘枣以培土。寒热并用，补泄兼施，则中土气得畅于中，火气得通于下，寒不上客，升降得宜，如是，则痞解而诸症除矣。其中虚而不用参者，以未经发汗，上焦之余邪未散，故症见心烦，而方去人参，与小柴胡加减法中，胸中烦者去人参同一例也。干呕而不用生姜者，以胃气已虚，不堪再散也。此病多胃虚之证，不曰理中而仍名泻心者，以心烦痞硬犹在上焦，未离乎太阳也。

【原文适应证】从略

4. 半夏泻心汤

【药物组成】从略

【方义】

此小柴胡汤之变制，交通阴阳法也。少阳主半表半里，若误下之，其邪实而结于阳，则为结胸。若虚气结于阴，则为痞。所谓阳者，以营出中焦，实出于心下也。盖下后伤其阴液，则阳热盛于上，与邪结者则为结胸。若阳素虚而浊阴上逆，以致火不下降，则为痞。唯其浊阴逆迫而火益上炎，故必须寒热并用，而痞乃得通也。此以半夏名汤者，以邪从少阳来，且邪多在阴而浊气上逆，故君以半夏，以降其浊邪而升其地气，则上下得以相通也。此方用人参者，以下后中虚，用以补中州之虚也。前方火炎于上而胸中有邪，故见心烦而不用人参。此则治由太阳之邪而成，故胸中无留邪，而只作心下痞满，方亦不忌人参也。

【原文适应证】从略

5. 生姜泻心汤

【药物组成】从略

【方义】

此汗后在阳之邪已解，而胃阳之气虚，以致津液不行，化而为饮之治法也。胃阳不充，则中土虚寒，故上逆为干噫食臭。津液不行，故胁下有水气。水寒相搏，故腹中雷鸣而下利也。其心下痞硬，乃中寒浊逆，火不下降故也。唯以汗后在阳无邪，故不作心烦而满各证，而方亦不用甘草泻心汤。其君以生姜者，以畅胃阳之气，而行津液以涤饮也。夫泻心诸方，不外导离火以下交，而其因不同，故用药略异，此仲圣处方，审慎于几微也。

慈溪柯氏谓：身半以上为阳，三阳皆有心胸之病，故此三泻心汤分属三阳。甘草泻心汤治阳明，从建中之法也；半夏泻心汤治在少阳，以和阴阳者也；生姜泻心汤治在太阳，以利太阳之开者也。虽非尽属于阳经，然观君药，则似有三阳之别。故存其说，以备参考。

【原文适应证】从略

6. 旋覆代赭汤

【药物组成】从略

【方义】

此生姜泻心之变剂,为火虚胃弱之治法也。盖汗、吐、下而表邪已解,唯胃虚火弱,不得下通。且虚寒之气复逆为噫,与干噫食臭者,固有不同也。夫干噫而有食臭,则中尚有滞气。此则虚而无滞,唯以心火过虚不可复泻,故去芩连。其不用干姜者,以汗、吐、下皆伤津液,胃中津液已虚,故不复留而为饮,则亦不可用干姜复以燥伤胃液也。旋覆花咸能软坚,引肺气以下降,即用芩之意也。代赭色赤入心,引火下降,即用连之意。而妙在此二药,引火气下行而不似芩连之有伤心火,适为火弱所宜也。唯噫气不除,乃脾气不升,浊阴上逆,故重用生姜,以降浊逆之气而启中州阳气,俾得升降如常,则噫除而痞解矣。况旋覆代赭咸软重坠,尤足以制伏中州浊逆之气乎。

【原文适应证】从略

【按】

窃按:治痞之方,曰泻心汤、曰旋覆代赭汤。其余以他证而兼见心下痞硬者,则治以他法,而兼治其痞,兹不具论。即以泻心等六方而论,大黄黄连泻心汤所治之痞,火气微结者也。附子泻心汤所治之痞,痞而下焦元阳虚,不固于表者也。半夏泻心汤所治之痞,少阳证误下,邪结于阴者也。故略取小柴胡之制,以通其上下阴阳之气。不用柴胡者,邪不在少阳半表也。甘草泻心汤所治之痞,太阳病误下,中土虚寒,逆于心下,心火不得下通,上焦余邪不得下陷,下焦不得阳气之温,以致下利、腹鸣等虚寒之证见于下,心烦、痞满等气结邪扰之证见于上,甘草泻心以温补中州，利其升降者也。生姜泻心汤所治之痞，乃表邪经汗而解，胃阳因之太虚，以致健运不利，升降失宜，与甘草泻心所主之证略同。但彼未经汗，上焦有不解之邪，而中焦有两下之误；此不过中气素虚，汗后胃弱不支，而种种虚寒之证立见，较彼为轻者也。旋覆代赭汤所治之痞，则以邪解之后，但中虚寒逆，而初无泄利、腹鸣等症，是下焦之气尚治，唯噫气不除，则心火之不温于肺可知。若用芩连则肺气益不能降，此方则温降肺气，重镇心中之阴，而温补中土以去痞者也。此数方者，其治痞若同，其导离交坎之义亦同。而其因证立方，详慎剖辨，诚耐人寻思，而足以启人智慧也。

7. 黄连汤

【药物组成】从略

【方义】

此胸中素有积热，胃中虚寒，而表邪因虚袭入，以致下寒上热之治法也。君以黄连者，引上焦之热，随心火而下降也。夫卫气者，出于下焦，而上贮于胸。今热只在胸，而中州复有寒邪，以致心阳不能下达，下焦不奉心火之化则亦必虚寒，故用桂枝佐黄连，引心阳以下达，则胸中之热可解。不虑其助热者，以黄连苦降泻火。桂得黄连之气，则只得引而下行，不致益于热也。心阳下达，下焦得以化气，则不致有水寒犯土之弊。人参、甘草、大枣以培中土之虚而启脾阳，干姜则温中散寒以益胃气。夫是证之欲呕，虽为上焦蓄热之见证，然苟非中土虚寒，升降失宜，而浊阴上迫，则热气上冲之势必不至此也。故用半夏，以降伏其阴寒之气，则脾阳得升，热不上逆，而呕可止也。生姜本止呕圣药，其不用生姜者，以此证之腹痛，由于虚寒，而生姜治呕，功在辛散，此证温补之不暇，而尚可复宣散之乎？其不用芩者，以芩去太阴肺之热，而脾土亦属太阴，恐其移寒于脾而腹痛益甚也。此黄连汤之制也。

【原文适应证】从略

8.干姜黄连黄芩人参汤

【药物组成】从略

【方义】

此阴阳阻格，而阳盛于上之治法也。盖寒伤于厥阴，本有寒利之证，又误吐之，则阳逆于上，下之而寒甚于下，为其寒盛也，故阻格阳气上逆，以致食入即吐。斯与寒热气结为痞者，因同一原因，但其证异耳。是方君以干姜，以温胃而畅阳，俾寒之格拒于下者，可缓其势。唯吐下之后，津液已虚，故以人参益中州之液，且以启发阳气。以芩、连降上焦之浮阳，俾火气下通，以冲其阻格之力。方制略同于诸泻心，而不用甘、枣者，恐甘益助吐也。（此证食入即吐，不因于寒，而因于热。因热作吐者，忌甘药，故不用甘、枣。）不用生姜、半夏者，以阴阳之气不凝结，故不取其散结，以和阴阳也。

【原文适应证】从略

9.厚朴生姜半夏甘草人参汤

【药物组成】从略

【方义】

此发汗后，表邪已解，而营卫之气伤，以致阳气不能温于中土，而太阴湿寒为病者之法也。盖邪在表而汗之，固为正当之治法。唯以土气素虚，或发汗稍过，则营卫之源虚。而胃阳不畅，脾阴气盛，而生中寒。浊阴壅滞，遂成胀满。此固与下后邪陷，结为内实之腹满各自不同也。故用参草以补中土之虚，所以益其营卫之源也。厚朴、半夏所以降其浊阴之壅滞，而除满也。且厚朴苦温而降，俾天气以下达也。半夏辛温能和，所以启地气之上通也。生姜则以畅胃阳而通滞气。中土之气充而津液足，浊降而清升，则胀满自已矣。唯此方辛、甘并用，即补即泻，以新汗之后，难必其邪之毫发靡遗，故于补虚之中而仍具散邪之意。俾中气充满，得畅达于外，则胀满止，而更无流弊也。

【原文适应证】从略

10. 黄芩汤

【药物组成】从略

【方义】

太阳与少阳并病者，由太阳之邪并于少阳也。盖太阳与少阳经脉既不相连，浅深又间阳明，其所以能并病者，盖太阳因下而邪内陷于胸中，胸中之膜与三焦之膜相连，故能由膜而并于少阳。合病者，同时为病也。太阳、少阳同时为病，太阳不能行水，少阳三焦受邪，则决渎无权而水入于大肠，故作下利，所谓协热利也。太阳与阳明合病下利者，为邪在两经脉中，故用葛根以发汗。阳明、少阳合病自下利者，为在里，可与承气汤。此证则邪在半表半里，非汗下所宜，故以黄芩汤以清热敛阴，使里热清而阴气复，斯在表之阳热自解。由此推之，凡杂证因里有热而下利者，皆可主此方以为法。

此方君黄芩之苦寒，以泄其热。芍药酸寒，敛其阴。夫仲景立方，以芍药治利者甚少，此独用之者，以少阳受邪，疏泄太过，以致下利，用芍药以敛之，肝阴足以相济，则下利止矣，故他处下利不用而此独取用也。甘草、大枣以和中土而兼和表气也。

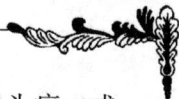

【附】《金鉴》：太阳与少阳合病，谓太阳发热头痛，或口苦，咽干，目眩，或胸满，脉或大而弦也。若表邪盛，肢节烦疼，则宜与柴胡桂枝汤两解其表矣。今里热盛而自下利，则当黄芩汤清之以和其里也。

【原文适应证】从略

11. 黄芩加半夏生姜汤

【药物组成】从略

【方义】

此方宗黄芩汤方之义，君芩以泻热，佐芍以敛阴。其呕者，里气上逆也，故用半夏降逆以和阴阳。用生姜以止呕兼和表也。此二物为止呕之圣药也。

【原文适应证】从略

十、承气汤类

本类方共计有方6首

1. 小承气汤

【药物组成】从略

【方义】

此通小肠之法也。盖胃之下为小肠，小肠下口泌别清浊，水液入膀胱，糟粕入大肠。若胃热及于小肠，而小肠之气化不行，不能行其化物之职，遂致腹大满而不通，或小便数而大便硬（注：水能渗泄，故小便数。气化不行故大便硬），但其燥气未至大盛，热实之证未全见者，则不可用大承气汤，而宜此汤也。此汤以大黄为君，大黄苦寒，为血分之药。小肠与心为表里，本从心火之血化，故君以大黄血

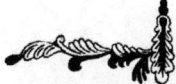

分之药。然小肠之热，毕竟由胃传来，大黄色黄归土，用以大泄中土之热而及于小肠。然必中土之得以下通而后小肠承之，以行其化物之令，故佐以枳、朴行气之品。厚朴苦温，降至高之气以去痞。枳实苦寒，以通中州之滞气而泻满。如此则土气得以下达，而小肠承之，则热结者可泻而通矣。唯以治在小肠，故不用芒硝，以大肠之燥气未至大盛也。其有燥屎，服此而转矢气者，以服此则土气得以下通。唯大肠燥实结坚，此汤无润燥软坚之力，故只气下通而矢气，大便却不得下去也。

【原文适应证】从略

【按】仲景以大黄、厚朴、枳实三味制方者有三：小承气汤、厚朴大黄汤[①]、厚朴三物汤[②]，药虽同而功殊异。小承气汤以大黄为君药。泻小肠之热者也；厚朴大黄汤以厚朴为君药，治支饮胸满者也。厚朴性温味苦，苦主降，温主散。枳实形圆气香，香主舒，圆主转，二味皆气分之药，能调上焦之气，使气行水亦行也。继以大黄之推荡直通地道，引支饮以下行，有何胸满之足患哉。厚朴三物汤以厚朴为君药，而重用枳实，轻用大黄，主治痛而闭者，此之方所治之不同也。

2. 大承气汤

【药物组成】从略

【方义】

此治阳明腑实证也。盖胃与大肠俱属阳明而燥气主治，邪从燥化，则由胃以及大肠皆为燥所结，以致腹满而实，气

---

① 见《金匮要略》痰饮咳嗽证治第十二。
② 见《金匮要略》腹满寒疝宿食病第十。

不得通。斯时热结于府，不得外达于经，唯随脾气之旁达者，尚能达于手足，津液因热而越，故手足濈然汗出。热扰而阴不静，故谵语。阳明王时，热得随经以达于表，故发潮热。是潮热、谵语、手足汗出为胃实外证。复作腹满坚痛者，则为胃实无疑，为此方之所主治也。小承气不用芒硝，故必重用大黄以祛热而散结。此方软坚润燥，芒硝负其责任而其治在下，以大肠燥气盛也。既不资大黄以散热，故即以厚朴之气药为君，俾至高之气以下通于大肠也。大黄用酒洗者，取其行气分之滞结也。此方先煮枳朴而后纳大黄、芒硝，盖微煮者，取其下行之力速，速则其力先发，俾得化燥软坚，而枳、朴之力后行，则气降及于大肠，而结者已散，燥已润，其下出易也。不然，则气已行而燥未解，有不能应手奏效者矣。

【原文适应证】从略

3. 调胃承气汤

【药物组成】从略

【方义】

此调胃化燥法也。夫所谓承气者，承制太过之气，故大小承气两方，皆用枳、朴之气药，实与承气之义相符矣。此方乃亦名承气，而偏去枳、朴之气药者，盖以热邪结于胃府，取此解热，以调其胃气，实以调胃为承气者也。《内经》曰：平人胃满则肠虚，肠满则胃虚，更实更虚，故气得上下。今气之不承，由胃家热实之故。必用硝黄以濡胃家之糟粕，而气得以下；用甘草以生胃家之津液，而气得以上。推陈之中，便寓致新之义。一攻一补，调胃之治备矣。胃调则诸气皆顺，故亦得承气之名也。查此所治，非误治伤津之后，即津液素虚之人。而其热邪结于胃者，夫胃为津液之化源，伤津则胃气偏燥，而津液益虚，故不用朴、枳等气药，恐有妨于津液。大黄走而不守，下行甚速，以酒浸之者，取其得酒力上行，随甘草等留恋于中焦，不得行其速下之事也。芒硝咸寒，专去肠中燥结。此则热在胃而不在肠，故用甘草之治在中州者，以胜芒硝之咸而载之留中以化燥也。其重用芒硝者，以甘草之缓能减其咸寒之性，必多用之，始克成润燥解热之功也。此调胃承气之制，所以不同于大小承气也。

【原文适应证】从略

【按语】

窃按：此三方皆攻下之剂，而为治各异。大承气味多性猛，制大其服，欲其速下也；小承气味少性缓，制小其服，欲其微和也；调胃承气只取其调和胃气而已。今试即三方不同之义而剖辨焉。

小承气其治在小肠也。夫小肠之上，即承胃气，而下则通于大肠。其部位相连，故邪入于府能为病。唯其以府传邪，故其经气不病。（小肠之经为太阳，经气不病，故能行小便。而小便数者，则因小肠之热为之。）小肠之上下皆为阳明之府，热入于府，胃热盛则小肠之气无所禀承。大肠热盛则小肠之气不能通达。小承气者，以大黄除热，而以朴、枳利气，俾上下之气得通，而热邪因之可解也。其异于大承气者，枳、朴少而大黄不用酒制，且三味同煎，数者而已。夫朴枳减轻者，以气结不甚也。大黄不用酒制者，取大黄之本性，除胃热而直达于下，俾其彻上彻下之热，可因之而解也。同煮者，取其力之混合，即以行气，即以去热，俾其邪热之将结未结者，得随之而下去也。

大承气则于小承气加芒硝三合，厚朴倍于大黄。且大黄用酒洗，而煮分先后，正有说焉。盖邪热燥结，大便坚硬而腹实满，其气之不得通也甚矣，故重用行气之品，俾上焦之气得以下达，然气得行矣。其燥结之屎，不有以软之，则下去匪易也，故用芒硝之润燥软坚者治之。而后内、微煮者，只取其消尽，而其力锐，得先达于下也。（盖药熟则力纯而效迟，生用则力锐而行速也。）大黄酒洗而先芒硝煮者，以芒硝一二沸即能消尽。而大黄必煮熟，其力始发也。夫厚朴行至高之气，而其气温；硝、黄皆大寒之品而速于下达，固可以解肠中之燥结。而胃中之燥热，果何由而已乎。故大黄以酒洗，俾其力稍留于上，监制厚朴之辛温，且以引胃中之热，得随气而降于下也。

调胃承气，则于大承气方中去朴、枳，加甘草，而芒硝用半升。大黄以酒浸者，诚以调胃承气，专以调胃府之气者也。夫胃气之所以不调，只以热结在胃而津液伤，但使邪热一解，则气可立通，而津液亦可保无伤焉，故不取枳朴之行气，而用甘草以引留于中宫。大黄用酒浸者，浸重于洗。洗者，欲其上行，引热随气药而下达。浸者，欲其力多留胃中耳。若芒硝用至半升者，以数味同煎，取其除胃中之热，而其咸寒之力，因煎而减，故必多用方能奏效。固不同大承气之生用，取其速下者也。逮胃中之燥热解而气顺。硝黄引之以下达，则邪热得以下去，固无俟行气之品也。此三方之所以不同也。

4. 桃仁承气汤

【药物组成】从略

【方义】

此血为热结法也。夫太阳之府为膀胱，膀胱主藏津液，其后为胞。胞，血室也。太阳伤寒，若循经渐进，则由太阳而阳明。若其膀胱素有热，则其邪得由太阳而入于府。如邪已化热而入府则内蓄之，热与新陷之邪两热相合，则迫血自下，血下则热随血去而可解。果其邪入府未悉化热，则内蓄之热为新入之寒邪所搏，于是，膀胱之津液与胞室之血皆为所结，而腹有拘急之象，此则桃核承气之正法也。桃核承气汤者，本为调胃承气而加以桃核、桂枝，其义何哉？盖调胃承气主治胃家津液为热所搏结之证。其说已详于本方。今虽邪在膀胱，与邪在胃府者固大不相侔，而其津液为结则初无差异，即胞室之血独是津液之属而已，此故取调胃承气以攻其搏结津液之热邪也。然调胃承气欲其留恋于中，此则使之直驱于下，且不欲其入于肠而使之入于膀胱。入于膀胱既解其搏结津液之热，且于其由经新陷之寒，更将藉其搏结之热以宣达其固护之寒，以出于经而达于外，此桂枝之所以必须也。然血为热结则肝燥，肝燥则失其疏泄之力，而津液之运行也难，且肝燥则水涸而膀胱之热愈结而不能解，故加之以桃仁，以润肝之燥而行血，则津液流通而结邪自散。于调胃承气中只加入二味，其功用遂已变而为太阳经热结膀胱之的方。其甘草一味，则佐桃仁、桂枝以行荣气，以解其结而缓其急，固不可拘泥于载药留中之说也。其言当微利者，俾其热有以去也。

【按】温病中，有桃仁承气一法，于此方中去桂枝、甘草，易以丹皮、归、芍。以温病伤阴，不同于伤寒伤阳。可谓确明于古方之裁制而妙于变通者也。

【原文适应证】从略

5. 脾约丸（即麻仁丸）

【药物组成】从略

【方义】

此脾阴虚而胃气强之治法也。盖脾约之约，有约俭之意。脾家津虚而燥，故为俭约。脾阴虚而太阴不开，故为约束。夫胃为燥土，脾为湿土，湿燥相济而成其中气。如邪热入胃而津液为热所结者，则宜用承气之类以攻下之，所以救津液也。而其病不及于脾，但得阳明热解，津液还生，则脾能行其津液而病可愈，此府病宜攻法也。若脾家津液俭约，胃适邪气有余，则胃土燥强而脾不能敌，斯时如只攻强燥之胃气，则一经攻下而津液愈虚，且太阴约束不开，不足以为胃行其津液，攻之亦奚益哉？此方于小承气中加以二仁、白芍者，盖以麻仁甘多脂，能滋脾之燥，杏仁苦温滑利，亦多脂液，能降利肺气而调大肠。白芍为肝脾家益阴之品，以此三者以滋脾土而济其燥，则脾之约者不约。更以小承气以攻其胃家有余之燥气，则温燥相均而中气以治。其用丸而不用汤者，以脏病宜缓治，且以遂脾之欲，固不同于胃实，当急攻也。

愚按：老年脾虚之人，有善泄者，有便难者，其胃热而脾湿者（胃寒脾湿者，尤多此病），每多食而不易化，则病下泄，是宜清胃而健脾，拟用术、苓、泽泻、黄连、枳壳之类。其胃强而脾燥者，每多食而大便难，即宜用此方治之。唯大便通调后，即宜节饮食以养脾，未可常常服此也。

【原文适应证】从略

6. 抵当汤及丸

【药物组成】从略

【方义】

此去瘀峻剂也。虻虫为飞虫，专咂牛马之血。水蛭为昆虫，窃咂人身之血。此二物皆善咂血，故用之以攻瘀血。然所以二物并用之理，则前人未有确解。且用此二物者亦不多觏，愚亦未敢臆断。虽张令韶云：此方用虻虫、水蛭，一飞一潜，皆吮血之物，在上之热，随经而入，飞者抵之；在下之血，为热所瘀，潜者当之。配以桃核之仁，将军之盛，一鼓而下，抵敌拒大，四物当之，故曰抵当。王晋三亦谓：飞者走阳络，潜者走阴络，引领桃仁攻血，大黄下热等语。或即仲圣立方之意欤，故录之以俟参考。

又按：汪讱庵有代抵当一方，用桃仁、生地、当归尾、肉桂、大黄、元明粉、穿山甲等药，较为平稳。然细按之，其用桂之意，较抵当原方自有不同，临用之际，须审酌之。

【原文适应证】从略

十一、四逆汤类

本类方共计有方 12 首。

1. 四逆汤

【药物组成】从略

【方义】

此主治阴寒、四肢厥冷之法也。太阴自利不渴，阴证脉沉，身痛，与夫厥逆下利，脉不至者为的对。谓太阴主水谷，病则自利，内有真寒，故不渴。凡阴证病在里，故脉沉，寒则血脉凝涩，故身痛。四肢受气于里，里寒则阳气不得宣布，故四肢厥逆。或更下利，则益知里寒，或脉不至，是寒极而脉伏也。此方以干姜温里而畅胃阳，以附子启下焦之元阳。然四肢者，脾所主也，故用甘草以引其阳，得达于四末而四逆者可温也。此所谓寒淫于内，治以辛热也。然有伤寒误下，续得下利清谷不止，身疼痛者，急当救里，宜此汤。见四逆虽专主脏寒，然有表邪未尽里寒为重者，亦当先以四逆温里，此又四逆之变应也。总之，中下二焦为元阳生化之源，若阳不足以温于里，则脏寒证见，即为四逆所主治者也。

【原文适应证】从略

2. 甘草干姜汤

【药物组成】从略

【方义】

此温中治厥之法也。盖本太阳少阴俱病，宜先温里，乃误用桂枝攻表，则太阳之阳达于外，而在里之阳益虚，以致见厥。唯少阴在上之火气颇炽，若用附子以回阳则水必不支，故于四逆方中去附子，以此二味，从中焦为治。甘草以益中州之津液而畅脾气，以达于四肢。而以干姜畅胃阳，所以治其厥也。

窃按：此汤因误用桂枝。夫桂枝，解肌者也。肌肉为胃所主，邪未在肌肉，用桂枝攻其肌表，以致伤其阳明之气，气不得温于四末，故厥。其咽干烦躁者，胃阳、津液两虚也，故以此方以温补中土之阴阳，俾得畅达于四末而温于肌肉也。若用麻黄发汗，则伤太阳之卫气，而当用附子以回阳，非此方之所能为治也。

【原文适应证】从略

3. 干姜附子汤

【药物组成】从略

【方义】

此回阳重剂也。下后复汗，两伤其津，苟非阴气素强，阴虚之象当可立见。夜而安静，不呕，不渴者，阴未大虚，尚能内守而不为邪之扰也。阳王于昼，日烦躁不得眠，乃其阳气大伤，当王时而不能王，虚不胜邪，故扰而烦躁也。唯其脉沉微，则知其为阳虚之烦躁。与风邪内陷，阳郁不畅之烦躁，固自不同也。此证阳气已虚，而阴气复盛，恐阳气暴亡，故以此为急救之法。其不用甘草者，以无四逆证也。盖中州津液，藉脾以运行，阳气由胃而布达，若只阳虚而津液犹足以滋脾，则脾气尚足以旁达而四肢得温。若阳虚津少，脾气不能运输，则四肢为逆。用甘草者，所以生津液而助脾气之运行也。是则此方与四逆汤之所以异也。

【原文适应证】从略

4. 白通汤

【药物组成】从略

【方义】

此通阳法也。少阴肾水，中含一阳。少阴心火，中含一阴。若少阴感受寒邪，阴盛则不纳阳，心火遂不得下交，阳虚则陷而不升，肾阳竟不得外达，火不下交则上郁，故面色赤者有之。阳虚下陷则不温，故下利脉微细者有之。此汤附子固下焦之元阳，而祛少阴之寒，俾水中之一阳得复。夫下利虽属于少阴之寒，然亦由阳不温于中土所致，故以干姜温中州之阳。葱白色白味辛，秉金气独胜，既能引心阳以下交，且能通下焦阳气，俾化气以输于肺。药只三味，而俱为辛温之品，盖义取温通阳气而辛散寒邪也。其通脉亦用之者，盖以脉之生原，下起于肾，由肾而中归于胃，由胃而上出于心，复大会于肺，外出于经脉。此三者能通脉于上、中、下，则脉亦可通也。

【原文适应证】从略

5. 白通加猪胆汁汤

【药物组成】从略

【方义】

王晋三曰：白通汤，阳药也。少阴下利，寒气太甚，内

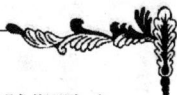

有格拒，阳气逆乱，当用监制之法。人尿之咸，胜胆汁之苦；猪胆之苦，胜姜附葱白之辛，辛受制于咸苦，则咸苦为之向导，便能下入少阴，俾冷性消而热性发，其功乃成。

章虚谷曰：阴阳之气，互相为根，故可互相为用。此方即《内经》反佐之法也。以其下利脉微，先与白通汤。辛温助阳，以辟寒邪。而利不止，反厥逆无脉，干呕而烦者，其本身阳微欲绝，寒邪拒格，故辛热之药不能入，而反佐以咸苦阴寒为引导，然后热药得入，以回垂绝之阳。故又曰：脉暴出者死，微续者生。以脉微续为阳气渐回，脉暴出为阳气暴绝也。（按：盖以阳气垂危，辛热之药力未至发，而苦寒之力残阳已不能胜，故暴脱而死也。）盖寒热之药同煎，则气味相和，化为温平，此方热药煎好，然后和入寒药，则各行其性，导引阳药入阴，使阴阳交通而无格拒之患。此阴阳互相为用，由其互相为根故也。可知仲景之法，皆本阴阳气味，裁制权宜而配合者，理义精微，有难言喻。王晋三举《内经》制胜之理以解之，亦足以启发后学也。

【原文适用证】从略

6.通脉四逆汤

【药物组成】从略

【方义】

此阴盛于内，格阳于外之治法也。盖少阴寒盛则阳气不藏，火不温土则脾寒亦甚，故在内则下利清谷，脉微欲绝。中州之阳不畅则手足厥逆。肾中之阴寒过甚，则太阳之气格于外，故不恶寒而面赤色。若投以四逆，则足以温补元阳而非宣阳之剂，内外之阳不通，则浮越之阳无以潜藏而归其宅。若投以白通，足以通阳而祛寒，而脾阳不畅达于四旁，则厥逆无由而得解。故以此方合白通、四逆两方而重其制，

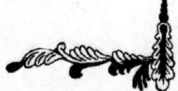

改其名曰通脉四逆者，以此证少阴寒去阳通，中土之气得畅，所以通其脉之本，是脉得出，则其病为愈。然曰其脉即出者愈，与白通加胆汁汤暴出者死，微续者愈，似有不同。愚按：白通加胆汁汤所治之证，其无根之阳浮于上，若得人尿、胆汁之寒，而虚阳脱绝，则脉必暴出。若俟监制之药力已行，而温热之药力得复其阳，则阳气必弱，故脉必微续。乃为阳通之兆也。此证则用以温通之法，阳得通则解，故脉可即出，与虚阳得苦寒而暴绝者固不同也。又徐氏曰：脉即出者愈，言服药后，其脉即徐徐而出，与微续之意同，而非若暴出者之一时出尽也。其理亦通。至此方加减法，注家多疑为后人所附会，然大致不悖于理，故备录于后，其加减所以然之理，则前人既无确解，尤非管见所能及，姑阙之以待知者。

【附录】加减法

（1）面色赤者，加葱九茎。

按：面赤色为应见之证，且方中本应有葱方能为通脉之剂，则此句当去之。

（2）腹中痛者，加芍药二两。（原本有去葱二字）

按：武原吴氏云：腹痛因脾阴不足而脾络不通，故以芍药敛阴。

（3）呕者加生姜二两。

按：武原吴氏曰：加姜以散逆也。

（4）咽痛者，加桔梗一两。（原本有"去芍药"三字）

按：周扬俊曰：咽痛，气结也。加桔梗所以利咽也。

（5）利止脉不出者，加人参二两。（原本有"去桔梗"二字。凡所去之药，皆非原方所有，今依《金匮玉函经》删正之。）

按：徐氏曰：脉者，血之府也。利止脉不出，为亡血。人参生津益血，故加之也。

王晋三曰：此证或见之证，或涉太阴，或干阳明，或阴火上僭，或谷气不得，非格阳证中所必有者，故仲景不列药品于主方之内，学者所当详审。

【原文适应证】从略

7. 通脉四逆加猪胆汁汤

【药物组成】从略

【方义】

吐已下断，津液竭，无可吐利也。汗出而厥，阳虚于外也。四肢拘急，血不荣筋，而阳亦不温也。脉微欲绝亦是之，故用通脉四逆以温通阳气。然此肢急、脉微，乃因气血两虚，而寒邪过盛，只用通脉四逆虽足以畅阳而祛寒，然将竭之阴，难胜其辛烈之药，故加以胆汁，以监制其辛热之性而引入于阴，俾阴得阳气之温，资之以化液，则血脉通而诸症解矣。此与白通加人尿胆汁一方，因阴寒格拒的反佐而得混入于阴者，固不同也。

【原文适应证】从略

8. 四逆加人参汤

【药物组成】从略

此回阳兼益阴法也。盖恶寒脉微，阳气虚也。复利者，阳不温于里也。若阳回利止，则恶寒当罢，而脉当复。今利虽止而恶寒，脉微如故，则非阳回之利止，乃津液亡于内，阴将竭，故利止也。亡血即伤津液之谓，故用姜附以回阳，而以人参、甘草益其液而培元气化生之本也。此方干姜、甘草、人参皆治中州之药，盖以病起于中州，温补中土为正本清源之法也。其用附子则因恶寒之证，乃元阳不畅固于表之所致，用以畅阳固表而已。若其虚寒纯在中州，而病不及于下焦者，则又宜以理中为治（理中汤为此方以附子易白术），不可不知也。

【原文适应证】从略

9. 茯苓四逆汤

【药物组成】从略

【方义】

发汗虚其表阳，复下之，而胃受苦寒之药力，因之胃阳亦虚，且汗下之后，津液亦少，若复水寒上犯者，则宜真武。（即此汤去参、甘加术、芍，以干姜易生姜，轻重互异。）此则汗下伤阳，而中州之阴液亦乏。阳虚于上不得下交，津液虚于下，则肾无所藏，不能上济，故烦躁证见。唯水寒未至上犯，则其阳气津液两虚可知，故此方两顾阴阳，以姜附温中下二焦之气，在救其汗下所伤之阳，以人参、甘草益中州津液之化源。君以茯苓者，俾津液得充，藏归于肾，则肾阴足以纳阳，且虚阳得姜附之温，则气充足，得随茯苓以下交于肾，则水火得通而烦躁可止矣。

【原文适应证】从略

10. 当归四逆汤

【药物组成】从略

【方义】

此养血通脉法也。夫厥阴藏血，而胆火寓焉。寒伤厥阴，则厥阴之经寒，而内不即寒。经寒为邪中于血脉，而血脉为之不利，故细而欲绝。其阴阳气不顺接，则手足厥寒。唯以厥阴主血，故以养血通脉为安。其内不即寒，苟非有久寒者，无非用温脾之药，与太阳少阴属于寒水者之四逆，重在回阳者不同也。此方以当归为君，当归辛温为血中之气药，

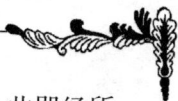

用以宣气而散邪。以细辛升阳，俾寒邪得以外达。此即经所谓肝欲散，以辛散之也。桂芍甘枣，略取桂枝汤之意，以散经中之寒邪。倍用枣者，即小建中用胶饴之意，以甘缓肝之急也。不用生姜者，只取其升散，不取其发散也。通草通九窍而利关节，用之以利血脉而和厥阴也。大抵心生血而主脉，脾统血而主四肢，然血室属肝，肝实为藏血之脏，其经即为厥阴，今厥阴感受寒邪，而营血为病，则心不能运血而充其脉，脉不能畅其气而达于四肢，于是手足厥逆，脉细欲绝之证见。是方为桂枝汤去姜加当归、细辛、通草，而其制方大意则又异焉。盖归芍为厥阴之药，归以畅营而芍以朴血。以当归为君，正明其治在厥阴重在养血也。桂枝在桂枝汤以之为君，用以散卫中之邪。此则随厥阴血药入心通脉，入营散寒，故不用生姜佐之以横散也。细辛升散阴中之邪，为手少阴主药，此则随厥阴之药，藉以厥阴之邪，俾得与桂成其散寒之功。大枣则益营于中焦，营血足则肝之急者可缓也。然厥阴主阖，不有以开之，则邪之去也匪易，况有芍药之酸收者乎。（按：去芍则又虑其以辛散之药入肝，引动胆火，而肝阴随竭，故必用之以益肝阴而为内守，则邪去而火不僭，阴不伤。）用通草所以利厥阴之气，则血脉通而邪可去也。甘草一味与桂枝相合，所以畅脾气于四肢，与四逆汤、四逆散之用甘草同意。而此方之所以能治四逆者，亦职是故也。总之，此证因厥阴血少而寒邪乘之，得此则厥阴之血气足，而邪散，心得通其脉，脾得温于肢，则厥者温而细者起矣。

【按】四逆汤用姜附为温经回阳之要药，此不用之者，唐容川曰：此因脉细，知其寒在血分，不在气分，故不用姜附回阳而但用桂，辛以温血也。

【原文适应证】从略

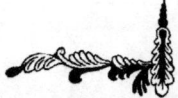

11. 当归四逆加吴茱萸生姜汤

【药物组成】从略

【方义】

此云内有久寒，谓中有沉寒痼冷之人。与卒感之寒不同，吴萸生姜皆辛温散寒之品，以温厥阴脏气，俾内寒得散而外寒可解。寒逆之气下，斯本气可平矣。其不用干姜附子者，以其寒在厥阴。吴萸以温肝，而以生姜宣散其寒邪，不取干姜之益胃阳，附子之补命火，及以助火之上升，不似吴萸之温降者也。

【原文适应证】从略

12. 吴茱萸汤

【药物组成】从略

【方义】

此温降浊逆之法也。盖人身厥阴肝木，虽为两阴交尽，而一阳之真气，实起其中。此之生气一虚，则三阴浊逆之气直逼中上二焦，不唯本经诸证悉具，将阳明之健运失职，以至少阴之真阳浮露而吐利厥逆、烦躁欲死、食谷欲呕种种生焉。此虽有阳明少阴之证，而其本起自厥阴，故须从厥阴为治。吴萸苦辛大热，能达木郁，直入厥阴，降其盛阴之浊气以消阴翳，俾厥阴中木火之气得归其宅。（盖厥阴中藏少火，以感受寒邪则厥阴之阴盛，遂激动其木火之气上冲。）今得吴萸，则厥阴之寒化而火得归其位，用以为君。生姜辛温散寒，佐吴萸以散寒而降逆。人参、大枣皆培中土之药。盖肾肝位居于下，使中土之气充，则在下之邪不得上僭。今既病及中焦，则土气之虚已可概见，故用人参、大枣以健脾之运而益其阳气，脾气一充则运输利，而逆气自伏于下。其不以干姜温中土者，以木火之气本自上僭，不欲以干姜益胃阳，反助其势也。况厥阴阴寒之气盛,则太阴脾土必受其阴寒,而脾阳之气不能如常健畅,故以参、枣益之。盖脾气畅则逆气降,不似胃阳盛而上升也。此虽姜枣并用,而与桂枝汤中以姜枣和荣卫者,固不同也。何则?桂枝汤中以姜佐桂,以枣佐芍,故能入荣卫而和荣卫,且其轻重相等。此则以姜佐吴萸,而其分两倍重于枣,其用遂异,盖各从其主药为用也。阳明病用之者,以浊阴之木气上犯,故取以温降浊逆也。少阴病用之者,以乙癸同源,故肾肝同治也。肝得温,则少阴阴寒之气亦不上逆也。

【原文适应证】从略

十二、真武汤类

本类方共计有方4首。

1. 真武汤

【药物组成】从略

【方义】

此方以真武名汤者,取其镇北方之水气也。盖少阴肾为水体,本至静也。其动而不息者,火之用耳。若少阴之火不宣,则肾家之水体失职,不润下而逆行,故中宫四肢俱病。其太阳过汗,亡阳于外,则坎中之阳虚,下焦有寒不能制水,而水寒为病。此皆本水为病,而非外来之水。故唯太阳、少阴有此水气也。此方壮坎中元阳,以消阴翳,培中土以泄水邪,则下焦阳复而水伏于下,无上僭旁溢之患矣。以茯苓为君,俾水得行其润下之性。以白术健脾,则中土之运利而水下行。以附子益肾中之真阳,阳足则寒化。以生姜畅胃阳而外达，盖熟附能补益肾阳，必得生姜而阳气始能宣畅焉。白术能助脾以化湿，必得茯苓而水始得下行焉。其用芍药者，取其纳阳归阴，方合坎中有火之妙用也

王晋三云：术、苓、芍、姜，脾胃药也。太阳、少阴水脏也。用崇土法镇摄两经水邪，从气化而出，故名真武。茯苓淡以胜白术之苦，则苦从淡化，便能入肾胜湿。生姜辛以胜白芍之酸，而酸从辛化，便能入膀胱以摄阳。然命名虽因崇土，其出化之机，毕竟重在坎中无阳。假使肾关不利，不由膀胱气化，焉能出诸小便。故从上不静之水，全赖附子直走下焦以启其阳，则少阴水邪必从阳部注于经而出矣。非但里镇少阴水泛，并可外御太阳亡阳。

【加减法】

（1）若咳者，加五味子半升，细辛、干姜各一两。

按： 盖咳因水寒之气上犯，故以细辛升阳散寒，以干姜宣胃阳，以培土制水，而以五味子敛其上逆之肺气，则咳可止也。

（2）若小便利者，去茯苓。

按： 去茯苓者，不取其淡渗利窍也。

（3）若下利者，去芍药加干姜二两。

按： 下利则阴寒下注，不取芍阴柔之品，而以姜煨[①]土以散水寒，则水有所制，而注泄不止也。

（4）若呕者，去附子加生姜足前成四两半。

按： 气逆则水气上冲，加附则阳升而气益逆，故去之。且水气既逆于上则水郁阳分，宜加姜以散之也。

【原文适应证】从略

---

① 煨：音玉，热之意。此处，作温热讲，温土以散水寒。

2. 附子汤

【药物组成】从略

【方义】

此少阴固本益阳法也。盖少阴为阴中之阴，寒水之脏，故伤寒之重者，多入少阴，所以少阴多死证。如此方所主二证，乃纯阴无阳之证，故非大温大补，其病不除。此方以附子为君，用生附二枚，以益肾中真阳而散寒邪。用人参以培元气之本。用苓术培太阴土气以行寒水。用芍药酸苦之品，以防生附刚燥伤阴，且收阳入阴，以合坎中真阳之义。与真武汤只异生姜、人参。真武汤以生姜佐熟附，取辛热之力以走散经中之水寒。附子汤以人参助生附，纯用其温补之力，以恢复其涣散之真阳而消阴翳。且附子汤白术倍于真武，所以成其大温大补之功也。

王晋三曰：此方功在倍用生附，力肩少阴之重任，故以名方。其佐以太、厥之药者，扶少阴之阳而不调太、厥之开阖，则少阴之枢纽终不得和，故用白术以培太阴之开，用白芍以收厥阴之阖，茯苓以利少阴之枢纽。独是少阴之邪，其出者，从阴内注于骨，芍非生附焉能直入少阴注于骨间。散寒救阳，尤必人参佐生附方能下鼓水中之元阳，上资君火之热化。全赖元阳一起，而少阴之病霍然矣。

【原文适应证】从略

3. 甘草附子汤

【药物组成】从略

【方义】

此条与桂枝附子汤之证同为风湿之邪，唯彼有表而无里，且八九日不化热，为阳虚可知，故以桂枝附子汤治其从寒化之风湿专在于表者，此则风湿合邪，表里之证兼见，在表则责在太阳，在里则责在太阴，太阴脾土主运津液，脾为湿困，津液不行，且津液不化，固不同于风湿在表，而未及于里者，可以姜枣以行其津液而宣其阳气也。白术助脾之健运而化湿，甘草益脾之津液而生气，则中土之气充足。桂枝益太阳之气化而祛风，且以引内蓄之湿而出诸小便。然使太阳之阳气不虚，则湿之在表者，既不能留，且小便得通，湿之在内者亦得以去，故以附子益固太阳之真阳，俾桂附相资，太阳之阳气充于内而达于外，则风湿之邪可解也。况甘草佐桂，尤能为祛风之助手。其以甘草附子名汤者，以术复甘，以桂复附，两表两里（按：桂甘为表药，术附为里药）以为散风祛湿之偶方，且邪深正弱，不利速攻，故欲缓缓去之也。俾正渐复而深入之邪得去，固不可锐攻其邪，以致邪之深入者不能去，而正转伤也。

【原文适应证】从略

4. 芍药甘草附子汤

【药物组成】从略

【方义】

窃按：此方与证颇难索解。夫汗后恶寒，当是阳虚之故。阳虚用附固其所宜，而芍药阴寒之品，在所禁忌。若谓其汗伤阴液，取芍药甘草汤之意，则既无阴虚之证，且恶寒显为阳虚。此外，更无他证可见，则何以寒热并施，阴阳兼饮乎。遍考书中，多敷衍注过，未能深信。今即管见所及，为一解焉。发汗病不解者，盖为风伤卫之证。未用解肌而遽投汗剂，其人本素阳虚，又用发散之药以阐发阳气，为祛邪之计致蹈虚虚之弊。客邪稍解，阳气益伤，因而恶寒转甚，此之恶寒，以稍虚之故。初非寒伤营之恶寒可比也。唯其为阳虚也，故用附子以温经而益表阳。唯不同于寒伤营之恶寒，故不忌芍药。而其用芍药者，则以其人阳素虚而阴素盛，故虽误汗阳虚，而其发汗所伤之津液，阴尚能敌，故其邪不因误汗而深陷。然虽未陷及于阴，若用益阳之品，则须防其阳气一足，其邪从阳化热，阴将不敌邪之内陷有断然者，故用芍药以固护荣阴，而以甘草畅荣气，俾阴血足而荣气畅，而荣足内守，邪陷无由，而以附益阳，则卫得卫外，荣卫既和，恶寒自罢，此所以寒热并用而不相悖也。鄙见果能合经旨与否，则尚待就正有道焉。

【原文适应证】从略

十三、理中汤类

本类方共计有方2首。

1. 理中汤及圆

【药物组成】从略

【方义】

此中土虚寒之治法也。盖中焦司升降之职，阳位于上，阴位于下，必得中州之输运，而后阴阳升降得以相通。若中州虚寒，则升降失度。太阴之脾土不温，则湿寒为患。太阴病，自利不渴者，职是故也。此病因中焦寒盛而阳气衰微，故用干姜以畅胃阳，俾胃阳畅，以化太阴之湿寒。用白术益脾，则太阴之健运利而湿去寒除矣。人参、甘草所以益脾阳而裕中气生化之源，则虚者不虚，而寒者可散矣。（柯韵伯云：白术培脾土之虚，人参益中宫之气，干姜散胃中之寒，甘草缓三焦之急。）且干姜得白术能除中满而止吐，人参得甘草能治腹痛而止利，所以名为理中也。至于或汤或丸，随证取用为妙法也。凡太阴中寒，皆可用之。若专指为治霍乱及大病瘥后之寒证，则未足以尽此方之妙也。

【加减法】

（1）若脐上筑者，肾气动也，去术加桂四两。

按：此将作奔豚之兆，去术防其壅气，加桂以伐肾邪而去奔豚，然此条与桂枝人参汤之说未合。

（2）吐多者，去术加生姜二两，下多还用术。

按：吐多浊阴上逆，故去术之壅滞气道，加生姜以伏浊邪；若下多，则湿寒胜，故仍用术。

（3）悸者，加茯苓二两。

按：水停于中，则火气弱，故作悸加茯苓以镇其水气。

（4）渴欲得水者，加术足前成四两半。

按：此脾虚湿盛，津液不行，加术以助脾之健运，则津液生而渴止矣。

（5）腹中痛者，加人参足前成四两半。

按：腹痛，脾气虚而不通也。如肝木气盛，则加芍。此木气不甚，只土气弱，故加人参。

（6）寒者，加干姜足前成四两半。

按：如中寒过甚而胃阳火虚，则补之不足以散其寒，而虚不能复，故重干姜以祛真寒。

（7）腹满者，去术加附子一枚。

按：腹满寒盛而气壅，故须去术以防其助满，附子为散寒回阳之品，用之俾下焦阳通而中土温，寒满已。

【原文适应证】从略

2. 桂枝人参汤

【药物组成】从略

【方义】

此数下里虚，而表邪未尽之治法也。盖屡下致中土受伤，而邪化热，陷于大肠。中焦升降失宜，则虚寒逆于心下而为痞硬。邪热陷于大肠，则阳不能升，遂利下不止，是中土之虚寒为重而表证次之，故不可先解表而后攻痞也。是证之协热，只以中土大虚，运输不利而邪陷于大肠，故不同于中下俱热，喘而汗出，复利不止者，可与葛根芩连以升清阳也。且此证之心下痞硬，下利不止，与生姜泻心汤证之心下痞硬，下利同。与大柴胡汤证之心下痞硬，下利亦同。但生姜泻心证，在汗出解之后，有里而无表，故无取于表药。大柴胡证虽亦兼表，而证因汗出不解，且兼呕吐，则其表非太阳之表，乃少阳之表。且其痞硬，因汗出不解，不因误下，则其痞硬为实邪，故加大黄、枳实以攻里，而兼芍药以和之也，若此证则数下之，又利下不止，且表里不解，是里虚不守而利，正虚邪凑而痞也。故以理中汤以救里虚。但表未解，故用桂枝以散表邪。是理中而仍不碍表，则因所误而法偶变耳。其不名理中加桂，而仍以桂枝冠首者，盖伤寒以解表为一层，此仍取以解表，故以桂枝名汤。而人参则为补中要药，举人参以概其余也。名为桂枝人参，以视为补中兼解表之义也。

按《伤寒附翼》以此方与葛根芩连汤并列，因此二方同治误下协热作利之证，而一温一清，各不同法，故并列以详辨之也。谓此方所治，表虽有热，而里则虚寒。葛根芩连证，虽下利不止，而表里俱热。同一协热利，同时表里不解，而寒热虚实攻补不同。此方用理中加桂枝而冠桂枝于人参之上，彼方用泻心加葛根，而冠葛根于芩连之首。不名理中、泻心者，总有表未解，故仍不离解肌之名耳。仲景制两解方神化莫测，补中亦能解表，凉中亦能散表，补中亦能散痞，凉中亦能止利。若失之毫厘，差之千里矣。

【原文适应证】从略

温病学讲草

温病为一种时行病，病于春者曰春温，病于秋者曰秋温，病于冬者曰冬温，病于暑，偏于火热者曰暑温，偏于湿者曰湿温，甚者则发为温毒，其延门合户相染易者曰瘟疫。病于四时之温，以春温为多，风温亦多发于春。春为风木司令，《素问·四气调神大论》曰："春三月，此为发陈。"故春温之原有伏气与初感两种。《素问·生气通天论》曰："冬伤于寒，春必病温。"此伏气为病者也。《素问·金匮真言论》曰："夫精者，身之本也。故藏于精者，春不病温。"则冬不藏精而病温者，是初感之温病也。《素问·热论》曰："凡病伤寒而成温者，先夏至日者为病温，后夏至日者为病暑，暑当与汗皆出，勿止。"是冬伤于寒而能病暑矣。以上各病，名为温病，亦可名为温热病。其见证因时而小异，其治则清热为大同。但温病来自外因与伤寒同，其见证亦多相类，故其治法最易混淆。《素问·热论》曰："热病者，皆伤寒之类也。"《难经》曰："伤寒有五，有中风、有伤寒、有湿温、有热病、有温病。"是温病者为伤寒之一目，而伤寒有五之伤为其纲。夫中风、伤寒、湿温、热病、温病等五种病，其类虽殊，其所受之原不殊。由其原之不殊，故以伤寒为纲；由其类之殊，故分为五目，则是五者各不相同也。

吾人欲明于温病之一目，即须先明于伤寒之纲。吾国伤寒之书，汉张仲景之《伤寒论》，其立法立方为医者之祖法。《伤寒论》治伤寒有五之伤寒耶，则温病学当求之于《伤寒论》之中。非治伤寒有五之伤寒耶，则温病学当求之于《伤寒论》之外。吾以为张仲景之《伤寒论》，为伤寒有五之伤寒而设。但今所存者，只有中风、伤寒二者而已。何以言之？汉张仲景撰用《素问》《九卷》《八十一难》著《伤寒杂病论》十六卷。殆因西汉迄晋，中历两朝，数经兵燹，其杂病论六卷，已不可复睹。其《伤寒论》十卷，温病副之，殆已遗亡过半。王叔和搜集遗稿，编为序例。或得之传写，或得之口授，或得之断简残篇，使三百九十七法，一百一十三方传之后世。不为无功，但已非仲景先生之原本。其在自序中云："宗族二百余，建安纪元以来，犹未十稔，其死亡者三分之二，伤寒十居其七。"夫历时十载，其病寒病热，气运更迭，其所谓死于伤寒十之七者，当包括温热等病在内，则仲景之《伤寒论》为统治伤寒之五病之书无疑。但阅读其书，对于中风、伤寒两病，辨证处方极为详尽。至于温病见于《伤寒论》者，在辨太阳病脉证并治上篇，中风、伤寒各条之后，曾列温病之名。其文曰："太阳病，发热而渴，不恶寒者为温病。"以后更无辨治条文。夫以温病之繁杂，更甚于伤寒，何以一则详尽靡遗，一则略而不论。良以其间历时既久，卷帙之散失颇多，温病之辨治之法，当在佚亡之列。今之所存者，仅为治中风、伤寒之书。王安道《溯洄集》谓仲景之书为即病之伤寒而设，非为不即病之温暑而设。旨哉斯言，唯仲景为医圣，其方为经方，后之学者守遵经之训，往往牵强附会以释经，虽亥豕鲁鱼亦不敢正其谬。或谓阳明病之各方，为治温热病之示范；或谓太少合病、三阳合病为治温病之专条。此当非仲景立方之本意也。唯仲景立法立方，足以为后世法，故借其方治温病可，即借其方以治他病亦无不可，然非治温病之书也。《溯洄集·论伤寒温病说》曰："有病因、有病名、有病形。辨其因、正其名、察其形，三者俱备，始可以言治矣。且如伤寒，此以病因而为病名者也。温病热病，此以天时与病形而为病名者也。由三者皆起于感寒，或者通以伤寒称之。夫通称伤寒者，原其因之同耳，至用药则不可一例施也。夫温热盖感于霜降后春分前，然不即发，郁热而发于春夏者也。伤寒即发于天气寒冷之时，而寒邪在表，闭其腠理，非辛甘温之剂不足以散之，此仲景桂枝、麻黄等汤之所以必用也。温热病发于时令喧热之时，佛热自内而达于外，郁其腠理，无寒在表，故非辛凉或苦寒、酸苦之剂不足以解之，而非桂、麻等方之所可移用也。然温热病，亦间有恶风、恶寒之表证者，其故有二。一则重感于风寒而表气亦伤；一则病人表气本虚，热达于表，又伤表气，故不禁风寒。但此种恶风、恶寒，为时甚暂，此与伤寒不同者也。伤寒在阳在表，温热病在阴在里，故有渴有不渴也。陶节庵先生辨伤寒，谓：经曰："冬气严寒，万类潜藏。君子固密，则不伤于寒，触冒之者，乃名伤寒耳。其伤于四时，皆能为病，以伤寒为毒者，以其最成杀厉之气也。中而即病名曰伤寒，不即病者，其寒毒藏于肌肤之间，至春变为温病，至夏变为暑病。暑病者，其热重于温也。"以此言之，伤寒者乃冬时感寒即病之寒，桂枝、麻黄二汤，为当时之伤寒设，与过时而发之温暑病，有何予焉。夫受病之原则同，亦可均谓之伤寒，所发之时既异，治之则不可混也。可见，温暑必别有方，今皆失而无征耳。

　　论温病者，自刘河间始。刘河间以温病与伤寒为时不

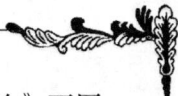

同,温、清自当异治。不以六经立论,与《伤寒论》不同。后如喻嘉言之《尚论篇》、吴又可之《瘟疫论》、戴麟郊之《广瘟疫论》、杨玉衡之《寒温条辨》、叶天士之《临证指南》、王孟英之《温热经纬》等书,对于温病各有所发明。唯吴鞠通先生之《温病条辨》,以三焦立说,其方法多切于实用。良以伤寒之中人也,始于毫毛,而皮肤,而腠理,一层深似一层,故仲景之《伤寒论》,始太阳,而阳明,而少阳,递传至于三阴;温病之中人也,由口鼻吸入,与寒邪之中人皮肤者不同,从上而下,一层深似一层,故吴鞠通之《温病条辨》,始上焦,而中焦,而下焦。一纵一横,为两病之大分歧点。吴氏之论,诚是补伤寒之未备也。而其精尤在上焦篇,其中、下焦则略同于《伤寒论》之阳明病与三阴病,不过更注意于阴液耳。风寒袭人,由表而里,温邪中人,自上而下;伤寒之病,病在阳;温热之病,病在阴;故伤寒治法,法在救阳;温热治法,法在救阴。唯湿温一病,或湿盛而伤人之阳,中于皮肤;或热盛伤人之阴,吸从口鼻,故湿温一病,在伤寒有五中,别为一目也。今据吴鞠通先生辨治温病之大法,更撷拾各家之说,补缀于本论中。

温病与风寒之异受异治。风主疏泄,寒主凝涩,二者虽有不同,然皆冷而不热,其中人也,从表入里,自太阳而阳明而少阳,一层渐深一层,才能由此入彼。三阳经传遍,或入阳明之府,或传三阴之经,由气分传入血分。温病之邪,热而不冷,其为病也,伏气由里出表,初感者则始于太阴,由血分发出气分。伤寒伤人之阳,故宜辛温、甘温、苦热以救其阳;温病伤人之阴,故宜辛凉、甘寒、咸寒以救其阴。伤寒初起而投以辛凉,则寒益凝固,而益伤其阳。温病而予以辛温发散,则热愈炽而阴益伤矣。风寒由表渐传,故汗不

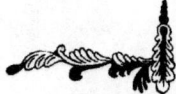

厌早，表证罢而里实，则下其燥屎，故下不厌迟；温病由里出表，热结在里，则下其结热，故下不厌早。邪已出表，得汗则解，故汗不厌迟，此其大法也。

兹将两病不同之点分述如下：

温病与伤寒：气、色、神、脉、舌之不同。

（一）辨气

风寒之气，从外收敛入内，故病人之室无病气，迨数日后，病传入阳明经府之时，间有病气者。

温热之气，从内蒸达于外，一入病室，即有病气触鼻，而湿温为尤甚。

（二）辨色

风寒主收敛，敛者结，面色多绷紧而光洁。

温热主蒸散，散者缓，面色多松缓而垢晦。盖因温热蒸津液上溢于面，头目之间多垢滞，或如油润，或如烟熏。

（三）辨舌

风寒在表，舌多无苔，即有苔亦白而滑。邪渐入里，方由白苔而黄，转燥而黑。

温病一见头痛发热，舌上便有白苔，且厚而不滑，或色兼淡黄，或粗如积粉。迨邪入胃，则兼二三色，或白苔即燥，其有黑而不燥者，则兼湿之故。夫卫气出于肺胃，营血根于心脾，故卫分之邪现于苔垢，营分之邪现于舌本。

风寒入营，其营气被遏故苔白。

温热入营，则舌本色绛，但非如熟猪肝。见熟猪肝色者，是元阳败而胃无生气矣。

（四）辨神

人病风寒，其神自清，故知所苦。至传里入胃，或始有神昏谵语之时。

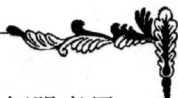

温病初起，人之神情异常，往往不知所苦，烦躁者居多，或目躁扰惊悸，间有神清而能自主者，亦多梦寐不安，闭目若有所见。

（五）辨脉

温病之脉，传变后，或颇同于伤寒，初起时与伤寒迥异。

风寒从皮毛而入，一二日脉多浮，或兼紧、兼缓、兼洪，无不浮者。传里始不见浮脉，然其至数清楚而不模糊。

温病从里出表，一二日脉多不浮，迫达表后，脉始见数。或兼弦、兼大，然总不浮，其至数则模糊而不清楚。一见釜沸之脉，则热极阴竭之象，危亡立见。

至若气、色、神、脉、舌等俱已辨得清楚后，更须注意其见证。一经病专见一经症者，属风寒；一日骤传一二经或二三经者，属温病。倘辨知其为温病而非伤寒，则头痛发热诸表证，不得误用辛温发散之药。见烦渴、舌苔黄诸里证，当清当下，亦不得迟回瞻顾矣。

温病与瘟疫之别，在于传染与不传染而已。温病起于时气之失常，而瘟疫则兼感杂气。所谓杂气者，则毒雾烟瘴秽恶之气，较六气之病人尤重。盖毒雾之来也无端，烟瘴之出也无时，湿热熏蒸之恶秽无穷无数。一切不正之气，升降流行于上下之间。人在气交之中，无可逃避，故其传染至速也。温病有热而无寒，瘟疫则有寒也有热，然热多而寒少也，是瘟疫固甚于温病也。盖温病病在个人，而瘟疫则如役使然。此为时气之流行，里巷遍传，轻重不一，而寒疫、温疫，亦皆有之，此即内经《刺法论》所谓"五疫之至，皆相染易，无问大小，病状相似"，亦即仲景所谓"一岁之中，长幼之病，多相似者"是也。唯其大小长幼，罔不相似，故

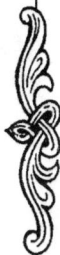

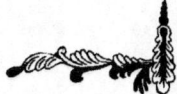

曰皆病。唯其皆病，若应役然，故谓之疫。又谓：瘟之与疫，不过为古今异名，则疫即是瘟，瘟即是疫，而与温热之温全不相涉。吴又可先生则谓"温""瘟"为古今字，不可以"温""瘟"为两字。盖唐以前谓之疫，宋以后谓之瘟，至明而通称瘟疫，且以温热病通作瘟疫。《内经》无"瘟"字，但有"温"字。然其字则一，其病则异。《生气通天论》："冬伤于寒，春必病温。"《金匮真言论》："冬不藏精，春必病温。"此两"温"字与《评热病论》："有病温"者，《热病论》"凡病伤寒而成温"者，皆言温热之温。而《六元正纪大论》："民厉温病""其病温""温病乃起，温厉大行"等温字，乃作"瘟"字解。《说文解字》曰："疫，民皆病也。"音义谓人病相注曰疫。可见民不皆病，病不相注者，即非天行之瘟疫，而但为寻常之温热病矣。温病病在个人，而瘟疫广为传染。

又有温毒一病，既非伤寒，又非温病，乃先感冬温不正之毒，后复为寒所折，肤腠闭密，其毒进不得入，退不得泄，必假天气暄热去其外寒，而后温气得通。郁积既久，毒伤肌肉，故斑如锦纹，或成溃疮，然后其邪可出，其冬温之毒，又与伤寒大异也。

伤寒与温病之不同，温病与瘟疫之各异，既如上述。兹再简括以明之。

伤寒与温病之辨，在于恶寒与不恶寒、口渴与不口渴；而温病与瘟疫之异，则传染与不传染而已。病温而在个人者，属于温；其流行普遍，里巷相同者，谓之疫；温则有热无寒，而疫则有寒有热；温为常气而疫则杂气，此则温与瘟疫之大别也。

一、原病论

《六元正纪大论》曰：辰戍之岁，初之气，民厉温病。卯酉之岁，二之气，厉大至，民善暴死；终之气，其病温。寅申之岁，初之气，温病乃起。丑未之岁，二之气，温厉大行，远近咸若。子午之岁，五之气，其病温。已亥之岁，终之气，其病温厉。

【注】此为《内经》之文。辰戍之岁，太阳司天之年也。太阳司天，则太阴在泉。地之左间为少阳，其初之气为厥阴，客气相火之气加临。以上年终气君火与本年初气相火为二火之交，重以主气风木，又为风火相煽，故见诸病。卯酉之岁，阳明司天之年也。阳明司天，则右间为少阳，其二之气为少阴，客气为相火，主气为君火，似乎二火合德，而以臣位君则大逆，故厉大至。二火相并，故民善暴死。阳明司天，则少阴在泉，终气为太阳寒水，客气即司地之君火用事，以温加寒，民气当平而温从火化，病则多热也。寅申之岁，少阳司天之年也。少阳司天，则厥阴在泉。地之左间为少阴，初之气为厥阴风木，客气君火用事，且在少阳相火司天之年，二火合气，加以风木助火，故温病乃起。丑未之岁，太阴司天之年也。天之右间为少阴，二之气复为少阴，客主气皆君火。其气当和，而以湿热交蒸，故作温厉。子午之岁，少阴司天之年也。少阴司天，则阳明在泉，地之右间为少阳，五之气为阳明，于九月、十月之时，燥气方盛，而客气之相火复来加临，故民多温病也。已亥之岁，厥阴司天之年也。厥阴司天，则少阳在泉，终之气为太阳寒水，在冬

寒之时而少阳相火用事，时寒气热，故病温厉。此即冬温，而民皆病者也。

【按】古无瘟字，以温字通用。疠，韵会：疠通作厉。此节言因岁气主客加临，故令人易病温。至民厉温病，厉大至，温厉大行云云，则似指瘟疫而言。

又按：此节每岁皆有温。吴又可谓：温病非伤寒，且温病多而伤寒少，甚是。

《阴阳应象大论》曰：喜怒不节，寒暑过度，生乃不固，故重阴必阳重阳必阴，故曰冬伤于寒，春必病温。

【注】暴怒伤阴，暴喜伤阳，是喜怒不节之为病也。寒暑过度者，即重阴必阳，重阳必阴之类。冬，阴时也。寒，阴气也。夫冬月感严寒之气，是重阴也。感而即病者，病于阳而为伤寒。冬月感寒，蕴而为热，至春暖之时，是重阳矣，故必病于阴，而为温病。盖阴能藏精而起亟，则邪不得入阴，遂病于阳而为伤寒。若冬不藏精，而阴不足，则风寒乘入，同气相求而入于阴，所谓"邪之所凑，其气必虚"也。冬以阳为主内，寒虽入之，势能未动。及春阳出，而阴为内主，然后寒阴春阳生发之气出而为温病。"冬伤于寒，春必病温"一句，一见于《生气通天论》，再见于《阴阳应象大论》。夫冬三月，此谓闭藏。倘失于闭藏，阴不能藏精起亟以应阳，阳亦不能卫外以固阴，是不能阴平阳秘矣。斯时为严寒所中，不即病为伤寒，至春则必为温病，此伏气之为病也。

《金匮真言论》曰：夫精者，身之本也，故藏于精者，春不病温。

【注】阴者，藏精而起亟也。阳者，卫外而为固也。故精为人身之本，而贵乎藏。冬属肾，而主藏。冬不按跷，亦藏精之意。冬善藏精，则虽有寒邪，亦不为所中。故曰：藏于

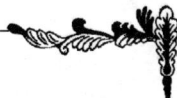

精者，春不病温。

易曰：履霜坚冰至①。圣人恒示戒于早，必谨于微。书曰：凡事豫则立②。经曰：上工不治已病治未病，圣人不治已乱治未乱③。与上条冬伤于寒互看，盖谓冬伤寒则病温，唯藏精者，足以避之。故《素问》首篇《上古天真论》即论男女阴精之所以生、所以长、所以枯之理。次章《四气调神大气》示人春养生，以为夏奉长之地；夏养长，以为秋奉收之地；秋养收，以为冬奉藏之地；冬养藏，以为春奉生之地。盖能藏精者，一切病患皆可却，不独温病为然也。

《热论》曰：凡病伤寒而成温者，先夏至日为病温，后夏至日为病暑，暑当与汗出勿止。

【注】温者暑之渐也，先夏至，春候也。春气温，阳气发热，阴精不足以承之，故为病温。后夏至，温盛为热，热盛则湿动，湿热相合而为暑也。暑病多汗，暑与汗俱出则病解，故曰勿止。言不可止其汗也。《生气通天论》曰："因于暑、汗，烦则喘喝，静则多言，体若燔炭，汗出而散。"此言病暑无汗者，宜以汗出解之也。

《刺志论》曰：气盛身寒，得之伤寒；气虚身热，得之伤暑。

【注】此伤寒、伤暑之辨也，经语至为分明，则治法自当迥异也。

《生气通天论》曰：因于暑、汗，烦则喘喝，静则多言。

【注】暑中有火，性急而疏泄，故令人汗出。火与心同气

---

① 见《易经》卦辞"坤"条下。

② 见《礼·中庸》："凡事豫则立"。

③ 见《素问·四气调神大论》。

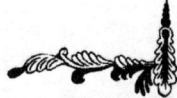

相求，故善烦。烦则喘喝，暑邪伤阳也。火邪烁金故喘，胸中清阳之气不畅，故欲喝而出之。静则多言者，暑邪伤阴也。邪不外张，而内藏于心则静。心主言，暑邪在心，虽静亦欲言不休也。

《论疾诊尺》曰：**尺肤热甚，脉盛躁者，病温也；其脉盛而滑者，病且出也。**

【注】温病者，寒毒藏于肌肤，至春发为温病，故尺肤热甚。而脉盛躁者，知其为病温也。《灵枢·邪气脏腑病形篇》曰："脉急者，尺之皮肤亦急；脉缓者，尺之皮肤亦缓；脉小者，尺之皮肤亦减而少气；脉大者，尺之皮肤亦贲而起；脉滑者，尺之皮肤亦滑；脉涩者，尺之皮肤亦涩。"此即脉与尺之相应也。其脉盛而滑者，邪机向外，知病且出于外也。

《热病》曰：热病三日而气口静，人迎躁者，取之诸阳五十九刺，以泻其热而出其汗，实其阴以补其不足者。身热甚，阴阳皆静者，勿刺也；其可刺者，急取之，不汗出则泄，所谓勿刺者，有死征也。热病七八日，动喘而弦者，急刺之，汗且自出，浅刺手大指间。热病七日八日，脉微小，病者溲血，口中干，一日半而死，脉代者一日死。热病已得汗出，而脉尚躁，喘且复热，勿刺肤，喘甚者死。热病七日八日，脉不躁，躁不散数，后三日中有汗，三日不汗，四日死。未曾汗者，勿腠刺之。热病不知所痛，耳聋，不能自收，口干，阳热甚，阴颇有寒者，热在骨髓，死不可治。热病已得汗，而脉尚躁盛，此阴脉之极也，死。其得汗而脉静者生。热病者，脉尚躁盛而不得汗者，此阳脉之极也，死。脉盛躁，得汗，静者生。热病不可刺者有九：一曰汗不出，大颧发赤，哕者死；二曰泄而腹满甚者死；三曰目不明，热

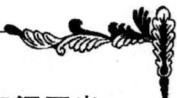

不已者死；四曰老人婴儿，**热而腹满者死**；五曰汗不出，
呕，下血者死；六曰舌本烂，**热不已者死**；七曰咳而衄，汗
不出，**出不至足者死**；八曰髓热者死；九曰热而痉者死。腰
折、瘛疭，齿噤齘也。凡此九者，不可刺也。

太阳之脉，色荣颧骨，热病也。与厥阴脉争见者，死期
不过三日。少阳之脉，色荣颊前，热病也。与少阴脉争见
者，死期不过三日。

【注】热病三日，三阳为尽，三阴当受邪。如气口静而
人迎躁者，此邪尚在阳而未传于阴经也。此证脉相应，当取
之诸阳经以泻之。所谓五十九刺者，两手外内侧各三，凡
十二痏；五指间各一，凡八痏；足亦如是。头入发一寸旁三
分各三，凡六痏；更入发三寸边五，凡十痏；耳前后下者各
一，项中一，凡六痏；癫上一、囟会一、发际一、廉泉一、
风池二、天柱二，凡五十九穴。各分别表里阴阳，五脏十二
经之热病而取之，皆所以泻其实而出其汗耳。又从而实其阴
经以补其不足者，勿使邪气之入阴也。如身热甚，而阴阳之
脉皆静者，此邪热甚而阴阳之正气皆虚，脉证不相应，刺之
无益，故曰勿刺也。其可刺者急取之，谓如邪在阳分，即出
其汗；在阴分，即从下泄。此邪虽甚，而正气未脱，故当
急泻其邪。其所谓勿刺者，以邪盛正虚，有死征，故戒勿
刺也。

热病七八日脉口动，表阳之邪。七日来复八日不解将有
传阴之害。如脉口动喘而弦者（一本作短），邪尚在于肤表，
急取手太阴之少商，使之汗出则邪可解矣。脉口动喘而短，
有两说，一谓脉口之脉甚动，而证则喘而短气；一谓脉喘动
于寸口而不及尺。喘训如滑，如《素问·平人气象论》："寸
口脉沉而喘。"又：《大奇论》："脉至如喘，名为暴厥。"皆

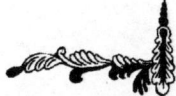

以喘作形容脉解。

热病已七八日，其脉虽微小，其证则甚热，邪逼血从小便出，故溲血。肾精告竭，阴液不能上济故口中干。此邪盛正虚，证脉不应，故主死。一日半者，死于一二日之间，阴阳水火之气终也。若脉微小而应代者，则死尤促，故一日死。

热病已得汗出，而脉尚躁，喘且复热，此热不为汗衰也。邪已入里，故勿刺肤。喘甚则邪在里盛，阴气大伤，故死。

热病七八日，脉不躁，外已解也。脉即躁而不散数，此邪热虽未去而正气不伤。后三日乃再经之十一日，此复传于里阴，必得阴液之汗而解。如三日不汗，则阳热盛而阴气绝，故四日而死。如未曾汗者，当取汗于阴，故曰勿腠取之。

热病不知所痛，正衰不与邪争也。耳聋，阴伤，精欲脱也。不能自收，真气惫也。口干热甚，阳邪独盛也。阴颇有寒，此寒字作虚字解，谓下焦阴分颇有虚寒之证。以阴精亏损之人，真气败散之象已见，而邪热不退，未有不乘其空虚而入者，故曰热在骨髓，死不治也。

热病汗后则脉当静，汗后脉尚躁盛，是外虽汗出而里热不解。此阴经邪盛之极也，故主死。若得汗而脉静者，此热已清而脉平和也，故生。其脉躁而不得汗者，此邪热盛而不得出于表，郁于阳经，为邪盛于阳经之极，故主死。如脉盛躁，因得汗而静者，是邪去而热解也，故主生。

热病不可刺者，以均为死证，故戒勿刺也。一曰汗不出者，外淫之热不得从汗解也。《刺热论》曰："肝热病者，左颊先赤；心热病者，颜先赤；脾热病者，鼻先赤；肺热病者，右颊先赤；肾热病者，颐先赤。"大颧赤者，满颧面皆赤，此五脏之热甚也。哕者，呃逆也。哕者，内外之热交争于中，而致胃气绝也。二曰泄而腹满甚者，正虚阴液下泄，而外热之邪填于内也。三曰目不明，热不已者，内热甚，而外内不清也。四曰老人婴儿，热而腹满者，死。盖老人者，外内之血气已衰；婴儿者，表里之阴阳未足。腹满者，热逆于中，不得从外内散也。五曰汗不出，呕，下血者，外热不解而入于阴经也。六曰舌本烂，热不已者，内热甚，而逆于上之脉也。肾脉、胆脉、心脉皆循喉咙系舌本，热邪深入，则一阴一阳之火结于血分，肾水不能上济，热退犹可生，热甚故必死。七曰咳而衄，汗不出者。咳者，内热上逆于肺也。衄者，表热外迫于经也。夫肺主皮毛而朝百脉，外内之热盛，邪闭肺络，上行清道，汗出邪泄，从肺气以汗解，汗不出者，气绝于上也。汗出不至于足者，气绝于下也。八曰髓热者死。以热至髓，所入甚深，故死不可治。九曰热而痉者，太阳之气终也。太阳气终则肾气亦绝，是以腰折、瘛疭、齿噤齘也。太阳、少阴，阴阳生气之根原也。夫刺者，所以致气而却邪也。凡此九者，邪热甚而正气已绝，刺之无益也。

《评热病论》曰：帝曰：有病温者，汗出辄复热，而脉躁疾，不为汗衰，狂言不能食，病名为何？岐伯曰：病名阴阳交，交者死也。人所以汗出者，皆生于谷，谷生于精。今邪气交争于骨肉而得汗者，是邪却而精胜也。精胜，则当能食而不复热。复热者，邪气也；汗者，精气也。今汗出而辄复热者，邪气胜也；不能食者，精无俾也；病而留者，其寿可立而倾也。且夫《热论》曰：汗出而脉尚躁盛者死。今脉不与汗相应，此不胜其病也，其死明矣。狂言者是失志，失志者死。今见三死，不见一生，虽愈必死也。

【注】此节语意甚明，谓为必死之证，然药之得法，有可生之理，所谓针药各异其用也。

《平人气象论》曰：人一呼，脉三动，一吸，脉三动而躁。尺热曰病温，尺不热脉滑，曰病风，脉涩曰痹。

【注】人一呼一吸脉凡六至而躁者，急疾之谓。尺热者，必通身皆热，脉数躁而通身有热，故知为病温。脉数滑而尺不热者，阳邪盛也，故当病风。尺不热而脉涩者，为血不调，故当病痹。此以尺热与否以别病温、病风也。

二、上焦论

按内经《营卫生会》曰："上焦出于胃上口，并咽以上贯膈而布于胸中"。胸中为心肺之所居，其间为膻中，又名气海，为营卫之所会。肺司呼吸，温邪由口鼻吸入，膻中之营卫交感其气，故上焦先受。《本脏》曰："卫气者，所以温分肉，充皮肤，肥腠理，而司开阖者也"。《阴阳离合论》曰："太阳为开，阳明为阖，少阳为枢。"卫气行于皮肤、肌肉间，为太阳、阳明经行之地，故亦司开阖也。《卫气》曰："其浮气之不循经者，为卫气。其精之行于经者，为营气。"今温邪中于营卫，营分之热，浮于脉外而达于皮肤。倘在皮表之邪轻，则得汗而解。若在表之邪稍重，或营气稍虚，则卫气失其司开之职而不能汗出，故有微恶寒、发热、头晕痛等表证。唯不若伤寒之恶寒甚而头项强痛也。若营气之热浮于脉外者多，则卫气失其司阖之职，故有口渴、汗出之里证。其热在皮肤时，有银翘散、桑菊饮之治；其热在肌腠

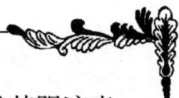

时，有白虎汤之治；见其营气虚也，则加人参；见其阴液虚也，则用加减玉女煎。若由气分引血而发斑者，则化斑汤之所治也。若膻中之热及于膈，膈气上逆，心火不得下降，而心烦懊侬，此栀子豉汤所治也。其热在营，则清营汤主之；热在血络而发疹者，则加减银翘散主之；热动血，则犀角地黄汤主之；热入心包，清宫汤主之，重者牛黄丸，次者局方至宝丹或紫雪丹治之。若温毒发为大头瘟，或虾蟆瘟者，则普济消毒饮减升柴之所治也。其大略如此。

兹录其《条辨》于后。

凡温病者，始于上焦，在手太阴。

伤寒由表而里，太阳主人身之表，故始于足太阳经。温病由上而下，缘温病来自口鼻吸入，呼吸司之于肺，在手太阴，故始于上焦。而肺之外合为皮毛，故亦有表证。唯伏气之温，则由内达外，由少阴出之于太阳，与始于上焦者不同。若左尺脉躁盛者，宜葱豉汤。若兼咽痛者，则须银翘散加知母、元参去薄荷。

太阴之为病，头痛，发热，自汗出，口渴，或不渴而咳，微恶风寒，午后热甚。其脉不缓不紧，而动数，或两寸独大，尺肤热者，名为温病。

头痛、发热、自汗，与太阳病之中风无异。唯口渴与咳，午后热甚则不同。其脉不缓，则非太阳之中风可知。微恶风寒，与太阳病伤寒之恶寒发热者不同。脉不紧，则非太阳之伤寒可知。《论疾诊尺》曰："尺肤热甚，脉盛躁者，病温也。"动数者，即经所谓盛躁也。两寸独大，邪在上焦也。其尺肤热，则内经《论疾诊尺》之说也。

太阴温病，但热，不恶寒而渴者，辛凉平剂银翘散主之。

初感温病，初起时每微恶寒；伏气温病，不恶寒。但兼

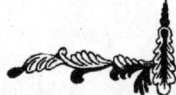

感新邪者，亦微恶寒。在微恶寒时，须注意其渴、咳、自汗、午后热甚等证。与以辛凉平剂银翘散。

太阴温病，但咳，身不甚热，微渴者，辛凉轻剂桑菊饮主之。

此治热伤脉络之轻证，亦用辛凉，但轻于银翘散也。

太阴温病，脉浮洪，舌苔黄，渴甚，大汗出，面赤恶热者，辛凉重剂白虎汤主之。

此温邪在手太阴气分，而兼及阳明者也，故非辛凉重剂不可，白虎汤治阳明经热，而兼清肺经气分热也。

太阴温病，脉浮大而芤，汗大出，微咳，甚至鼻孔扇者，白虎加人参汤主之。脉若散大者，急用之，倍人参。

白虎本为达热出表，若其人脉浮弦而细者，不可与也；脉沉者，不可与也；不渴者，不可与也；汗不出者，不可与也。常须识此，勿令误也。

太阴温病，气血两燔也，玉女煎去牛膝加元参主之。

此壮火食气，阴液大伤，故曰气血两燔。玉女煎去牛膝，不欲其引而下行；加元参，欲其滋阴以济阳也。

太阴温病，不可发汗。发汗而汗不出者，必发斑疹；汗出过多者，必神昏谵语。发斑者，化斑汤主之；发疹者，银翘散去豆豉加细生地、丹皮、大青叶，倍元参主之。禁升麻、柴胡、当归、防风、羌活、白芷、葛根、三春柳。神昏谵语者，清宫汤主之。牛黄丸、紫雪丹，局方至宝丹亦主之。

温邪由口鼻吸入，不在太阳之表，故不可发汗。倘误汗之，若其人热甚血躁不能蒸汗，温邪至于肌表血分，则必发斑。若热入血络，则必发疹。如其人表气不固，一发而汗出不止，汗多亡阳，则心阳伤而神明乱，中无所主，故神昏。

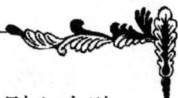

心液伤而心血虚，心以阴为体，心阴不能济阳，则心火独亢，而谵语不休也。

太阴温病，得之二三日，舌微黄，寸脉盛，心烦懊恼，起卧不安，欲呕不得呕者，栀子豉汤主之。

病温二三日，无论已、未汗，其热在胸膈，血为火扰则心烦懊恼，起卧不安。欲呕不得呕，热在胃膈，故寸脉盛。热邪上蒸，故舌苔黄也。李东垣谓：烦躁多责在心肾，栀子色赤味苦，入心而治烦。香豉色黑味咸，入肾而治躁，故主以栀子豉汤也。

太阴温病，寸脉大，舌绛而干，法当渴，今反不渴者，热在营中也，清营汤去黄连主之。

温病舌干，本当渴。今舌绛不渴者，以热在营，而不在气，故不渴。邪在上故寸脉大，清营汤主之。去黄连者，恶其化燥也。

太阴温病，血从上溢者，犀角地黄汤合银翘散主之。有中焦病者，以中焦法治之。若吐粉红血水者，死不治。血从上溢，脉七八至以上，面反黑者，死不治。可用清络育阴法。

邪入心包，舌蹇肢厥，牛黄丸主之，紫雪丹亦主之。

热甚入于手厥阴心包络，则舌蹇短，而肢厥逆。盖舌为心窍，包络代心用事。肢厥为足厥阴证。两证俱见，是手足厥阴经俱病也。故以芳香化浊之牛黄丸、紫雪丹等主之。

温毒咽痛喉肿，耳前耳后肿，颊肿，面正赤，或喉不痛但外肿，甚则耳聋，俗名大头瘟、虾蟆瘟者，普济消毒饮去柴胡、升麻主之。初起一二日，再去芩连，三四日加之佳。

温毒外肿，水仙膏主之，并主一切痈疽。敷水仙膏后，皮间生小疮，如黍大者，不可再敷，过敷则痛甚而烂。三黄

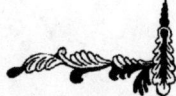

二香散主之。

辛凉平剂银翘散

连翘一两　银花一两　苦桔梗六钱　薄荷六钱　竹叶四钱　生甘草五钱　芥穗四钱　淡豆豉五钱　牛蒡子六钱

上杵为散，每服六钱，鲜苇根汤煎，香味大出即取服，勿过煎。肺药取轻清，过煎味厚，而入中焦矣。病重者约二时一服，日三服，夜一服，轻者三时一服，日三服，夜一服。病不解者作再服。

加减法：胸膈闷者，加藿香三钱，郁金三钱，护膻中；渴甚者，加花粉；项肿、咽痛者，加马勃、元参；衄者，去芥穗、豆豉，加白茅根、侧柏炭、栀子炭各三钱；咳者，加杏仁利肺气。二三日病犹在肺，热渐入里，加生地、麦冬保津液。再不解或小便短者，加知母、黄芩、栀子之苦寒，与麦冬之甘寒合化阴气，而治热淫所胜。

方解：温病忌汗，系指辛温发散之汗而言。盖温病之邪，郁于肌腠，得辛凉方始得解。若辛温，则热之郁者愈增矣。本方用东垣清心凉膈散而损益之。去黄芩者，勿犯中焦也。银花、连翘，辛凉除热也。淡豆豉引阴分之邪，而去之于表，以其病在上焦也。用牛蒡子以润肺，除皮肤之热。竹叶佐连翘以解上焦之心火。方用桔梗、生草者，俾药奏效于上，而不犯中下焦之无过者也。芥穗、薄荷除辛散之外，更取其芳香之气以逐秽，有轻以去实之能，无开门揖盗之弊。清肃上焦，不犯中下。且遵《内经》"风淫于内，治以辛凉，佐以苦甘；热淫于内，治以咸寒，佐以甘苦"之义。此叶氏立法，所以迥出诸家上也。

桑菊饮方

桑叶二钱五分　菊花一钱　杏仁二钱　连翘一钱五分

苦梗二钱　薄荷八分　苇根二钱　生草八分

加减法：二三日不解，气粗似喘，燥在气分者，加石膏、知母；舌绛，暮热甚躁，邪初入营，加元参二钱，犀角一钱；在血分者，去薄荷、苇根，加麦冬、细生地、玉竹、丹皮各二钱。肺热者加黄芩；渴者加花粉。

方解：此辛甘化风，辛凉微苦之方也。盖肺为清虚之脏，微苦则降，辛凉则平。立此方所以避辛温也。桑叶善平肝风，春乃肝令而主风。木旺金衰之候，故用桑叶抑其有余。桑叶芳香，有细毛，横纹最多，故亦走肺络而宣肺气。菊乃得秋气而晚成，芳香味甘，清金水二脏，以益金气之不足。杏仁则宣通肺气而除邪。余药略同前方。近世往往用杏苏散通治四时之咳，不知杏苏散辛温，只宜风寒而不宜风温，若互相误用，或致久嗽成劳。医者于此等处，宜加之意也。

白虎汤

石膏一两　知母五钱　粳米一合　甘草三钱

上以水一斗者，米熟汤成，去滓，温服一升，日三服。

方解：此热在阳明经之治法也。白虎为西方金神，盖秋金之气一至，则炎热顿消也，故以取名。此方以石膏之辛凉，散阳明经中之热邪而解肌热。知母苦寒，能泻火而润燥。唯石膏质重，知母性滑，恐其趋于下焦。故用粳米、甘草，俾其留恋于中宫。且甘草佐石膏，辛甘相合，得畅津液之运行，而解肌表之邪热。其煮米熟汤成者，俾得如食物之入胃，藉胃气之运，以达于周身也。

玉女煎去牛膝熟地加细生地元参方　辛凉合甘寒法

生石膏一两　知母四钱　元参五钱　细生地六钱　麦门冬六钱

以水八杯，煮取三杯，分二次服。渣再煮一钟服。

化斑汤方

石膏一两　知母四钱　生甘草三钱　元参三钱　犀牛角二钱　白粳米一合

水八杯，煮取三杯，日三服。渣再煮一钟，夜一服。

方解：此热淫于内，治以咸寒、佐以苦甘法也。前人悉用白虎汤作化斑汤者，以其为阳明证也。阳明主肌肉，斑家遍体皆赤，自内而外，故以石膏清肺胃之热；知母清金保肺而治阳明独胜之热；甘草清热解毒和中；粳米清胃热而保胃液。加元参、犀角者，以斑色正赤，木火太过，其变最速。但用白虎燥金之品清肃上焦，恐不胜任，故加元参启肾经之气上交于肺，庶天水一气，上下循环，不致泉源暴绝也。犀牛角咸寒，禀水木火相生之气，为灵异之兽，具阳刚之体。主治百毒、蛊疰。取其咸寒，救肾水以济心火，化斑外出，而又败毒避秽也。再病至发斑，不独在气分也，故加一味凉血之品。

栀子豉汤方

栀子五枚（捣碎）　香豆豉六钱

水四杯，先煮栀子数沸，后纳香豉。煮取三杯，分温再服。吐者，止后服。

方解：栀子为苦寒清热之品，气薄味厚，轻清上行，为阳中之阴药，入手太阴肺及手少阴心。（花色白得金气，子赤得火气。）肺主气而生津液，心属火而水寓其中。栀子入心肺而制其气之有余，气不化火则气清，气清则血不为火扰，而还归于宁静。如是则阳中之阴和，而阳乃得舒，故不同于他种苦寒品，直折有余之火邪者也。香豉气味苦寒，为黑大豆蒸窨而成，本为谷属，而得水色、火味，能启阴气藉土运而跻于天，故其气宣扬而能升能散。盖阴气得以上达，则火气不得下侵，而阳气自能宣畅也。兹以淡豉化阴气而上奉于心，为肾脾宣扬生化之要药。而以栀子清上焦之气，俾气清而血不为所扰，则心君泰然矣。

清营汤方 咸寒苦甘法

犀牛角三钱　生地五钱　元参三钱　竹叶心一钱　麦冬三钱　丹参三钱　黄连二钱五分　金银花三钱　连翘二钱（连心用）

水八杯，煮取三杯，日三服。

犀角地黄汤方 甘咸微苦法

干地黄一两　生白芍三钱　丹皮三钱　犀牛角二钱

水五杯，取煮二杯，分二次服，渣再煮一杯服。

方解：此为凉血清心、化斑解毒之法也。地黄滋肾水，丹皮清肝热，白芍和肝，以犀角清心火，又能引地黄直达肾经，壮水以制火，故凡热邪入营而动血之病，非此不除。或谓如无犀角，可代以升麻，不知升麻虽能清热，而其性上升。若大热动血而用升麻，则吐衄不止矣。

清宫汤方

元参心三钱　莲子心五分　竹叶卷心二钱　连翘心三钱　犀牛角尖二钱（磨冲）　连心麦冬三钱

加减法：热痰盛，加竹沥、梨汁各五匙；咳痰不清，加瓜蒌皮一钱五分；热毒盛者，加金汁、人中黄；渐欲神昏，加银花三钱，薄荷一钱，石菖蒲一钱。

安宫牛黄丸方

牛黄一两　郁金一两　犀角一两　黄连一两　朱砂一两　梅片一两　麝香二钱五分　珍珠五钱　山栀一两　雄黄一两　黄芩一两　金箔衣

上为极细末，炼老蜜为丸，每丸一钱，金箔为衣，蜡护。脉虚者，人参汤下；脉实者，银花汤、薄荷汤下；每服一丸，兼治五痫中恶，大人小孩之痉厥之因于热者。大人病，体重、体实者，日再服，甚至日三服。小儿服半丸，不知，再服半丸。

紫雪丹方

滑石一斤　石膏一斤　寒水石一斤　磁石二斤

捣，煎，去渣，入后药。

羚羊角五两　木香五两　犀角五两　丁香一两　升麻一斤　元参一斤　炙甘草半斤　沉香五两

以上八味，并捣锉入前药汁中煎，去渣入后药。

朴硝、硝石各二斤，提净入前药汁中，微火煎，不住手将一柳木搅，候汁欲凝，再加入后二味。

辰砂三两研细，麝香一两二钱，研细入前药拌匀，合成退火气，冷水调服一二钱。

局方至宝丹方

犀角一两　朱砂一两（飞）　琥珀一两（研）　玳瑁一两　牛黄五钱　麝香五钱　龙脑一钱

以安息香汤炖化，和诸药为丸一百丸，蜡护。临服剖用，参汤化下。

普济消毒饮去升麻柴胡黄芩黄连饮方

连翘一两　薄荷三钱　马勃四钱　牛蒡子六钱　芥穗三钱　僵蚕五钱　元参一两　金银花一两　板蓝根五钱　苦桔梗一两　粉甘草五钱

上共为粗末，每服六钱，重者八钱，鲜苇汤煎，去渣服。约为二小时一服，重者一时许一服。

水仙膏方

水仙花根，剥去老赤皮与根须，入石臼中，捣如膏，敷肿处。中留一孔，出热气，干则易之。

三黄二香散方

黄连　黄柏　生大黄各一两　乳香　没药各五钱

上为极细末，初用茶汁调敷，干则易之，继用香油调敷。

三、中焦论

《灵枢·营卫生会》曰："中焦亦并于胃中，出上焦之后，此所受气者，泌糟粕，蒸津液，化其精微，上注于肺脉，乃化而为血，以奉生身。"是中焦正当胃部，故由上焦传至中焦后，即病在胃，或阳明。如胃家病轻，而阳明证尚在者，则知其热尚在经，而与以白虎汤。已入府者，则须下其结。兹将阳明经病及府病等，分述于后。

（1）热在阳明经者，白虎汤、减味石膏汤、连芩汤、化斑汤等分别用之。

（2）热在阳明腑者，须用下法。唯病有在胃或侵肠之不同，更有轻重虚实之各异，故有三承气及增液、黄龙等汤之分别。治法：其有阳明府病而兼痰者，则承气合陷胸汤之所治也；其虚热动膈者，则栀子豉汤之所治也；其脾胃俱病而发黄者，则栀子柏皮汤、茵陈蒿汤之所治也。此其大略也。

兹录《条辨》于后。

面目俱赤，语声重浊，呼吸俱粗，大便闭小便涩，舌苔老黄，但恶热不恶寒，日晡益甚者，传至中焦，阳明温病也。脉浮洪躁甚者，白虎汤主之。

舌苔黑，有芒刺，脉沉数有力，甚则脉体反小而实者，大承气汤主之。

《灵枢·邪气脏腑病形》曰："面赤者，足阳明病。"《伤寒论》谓："阳明病，面色缘缘而赤。"以阳明之脉荣于面故也。其白睛赤，语言声重，呼吸粗，皆阳明之热盛，火刑金之象。或上焦之热未解，而移热中焦，更复助阳明之热也。大便闭、小便涩者，是上焦热。肺气不下降，手太阴、阳明俱病，故大便闭而小便涩也。脉浮洪躁甚，知其热未全入于府，且手太阴、足阳明热证尚在，故其脉浮洪。以白虎汤主之者，俾其热由表解也。其舌苔黑有芒刺，其脉沉数有力，或小而实者，则知其里实，宜从下解，而以大承气汤主之也。按：此一条病，前则用白虎汤，从汗解；后则用大承气，从下解。其分辨处，只在脉浮洪与脉沉实，而不在舌苔之黑与黄。若舌苔老黄，而脉沉实，或小而沉实，亦须予大承气汤下之。温病下不厌早也。

日晡热甚者，申属坤土，酉属兑金，在人属胃与大肠，胃为燥土，大肠为燥金，日晡为申酉之时，正值燥金与燥土旺时，故热益甚。

阳明温病，脉浮而促者，减味石膏汤主之。

此条申明脉浮须用辛凉汗解之法。其脉浮而促，乃热为表邪遏抑，不得外达之象。

阳明温病，干呕，口苦而渴，尚未可下者，黄连黄芩汤主之，不渴而舌苔滑者，属湿温。

此条无阳明府证，故未可下。温热兼秽，故干呕，口苦而渴。其不渴而苔滑者，则为湿象，故属湿温也。

阳明温病，发斑者，化斑汤主之。

病、治俱同上焦。

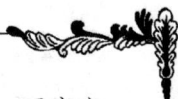

阳明温病，面目俱赤，肢厥，甚者通体皆厥，不瘛疭，但神昏，不大便，六七日以外，小便赤，脉沉伏，或脉亦厥，胸腹满坚，甚则拒按，喜冷饮者，大承气汤主之。

此条用大承气汤，全在六七日不大便，胸腹满坚，喜冷饮，脉象沉伏。肢虽厥而不瘛疭者，知其确为阳明府证。故以大承气主之。

阳明温病，诸症悉有而微，脉不浮者，小承气汤微和之。

阳明温病，汗多谵语，舌苔老黄而干者，宜小承气汤。

温病谵语，有汗者热在阳明，无汗者热入心包。此条汗多，舌苔老黄而干，知其汗多伤津，则其热结而有燥屎，故宜小承气汤。

阳明温病，无汗，小便不利，谵语者，先与牛黄丸。不大便，再与调胃承气汤。

此条无汗而谵语，当为热入心包络之证，故先与牛黄丸。服丸后，温热减则当大便。倘不大便，知其小便不利，而热结在胃也，故与调胃承气汤也。

阳明温病，下利，谵语，阳明脉实或滑疾者，小承气汤主之。脉不实者，牛黄丸主之，紫雪丹亦主之。

此条以脉实脉不实，辨其谵语之发于胃，或热入心包，而定其宜下、宜清也。

阳明温病，纯利稀水无粪者，谓之热结旁流，调胃承气汤主之。

热结旁流，非气之不通，故不用朴、枳，独取大黄、芒硝以解热结，以甘草缓芒硝急趋之热，使之留中解结。不然，结热未解，而水独行，徒使药性伤人也。

阳明温病，无上焦证，数日不大便，当下之。若其人阴

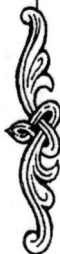

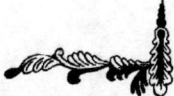

素虚，不可行承气者，增液汤主之。以增液已，周十二时观之，若大便不下者，合调胃承气汤微利之。

无上焦证，则不得辛凉解热矣。数日不大便，则热结于中，而有燥粪可知，当用下法。若其人阴虚，则不得用承气，致重伤其阴，宜用增液汤，俾其阴液足，则结热解而便下。若大便不下者，于增液中加枳实，或合调胃承气汤微利之。其寓泻于补，以补药之体，作泻药之用，既攻实，又可防虚。治阴虚便燥之良法也。

阳明温病，下之不通，其证有五。应下不下，正虚不能运药，不运药者死，新加黄龙汤主之。喘促不宁，痰涎壅滞，右寸实大，肺气下降者，宣白承气汤主之。左尺牢坚，小便赤痛，时烦渴甚，导赤承气汤主之。邪闭心包，神昏舌短，内窍不通，饮不解渴者，牛黄承气汤主之。津液不足，无水停舟者，间服增液，再不下者，增液承气汤主之。

温病下之不通者，其证有五。正虚不能运药者，本在不治，唯于无法中，拟一勉救之法，用新加黄龙汤，以人参补正，以大黄逐邪，以冬、地增液，倘邪退而正存一线，尚可徐图转危为安，此邪正合治法也。肺气不降，痰喘不宁，右寸实大者，宜宣白承气汤，以杏仁、石膏宣肺气之郁，以大黄逐肠胃之结，此脏腑合治法也。小便赤痛，时烦渴甚，左尺牢坚者，此心与小肠之火移热于膀胱也，以导赤承气汤，俾其热得由下解也，牛黄承气汤清心包络之邪，而通内窍者也。增液承气汤，使其津液足，则便可通也。

温病三焦俱急，大热，大渴，舌燥，脉不浮而躁甚，舌色金黄，痰涎壅甚，不可单行承气者，承气合小陷胸汤主之。

此痰涎在胸膈，燥结在胃腑，专用承气则过病所，故合

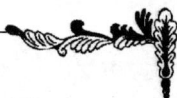

小陷胸而用之。

下后虚烦不眠，心中懊憹，甚至反复颠倒，栀子豉汤主之。若少气者，加甘草。呕者，加姜汁。

此阳明之热动膈，与上焦篇之热在膈心烦懊憹者同，故其治亦同。

阳明温病，不甚渴，腹不满，无汗，小便不利，心中懊憹者，必发黄，栀子柏皮汤主之。

此温邪兼病脾胃，脾为湿土，故不甚渴。病多在胃，故腹不满。热上蒸，故心中懊憹。水道不通调，故小便不利而发黄。

阳明温病，无汗，或但头汗出，身无汗，渴欲饮水，腹满，舌燥黄，小便不利者，必发黄，茵陈蒿汤主之。

前条口不甚渴，腹不满，胃不实，故不用下法。此胃已实，而黄不得退，热不得越，无从表出之理，故用此茵陈蒿汤方，俾其热得下也。

阳明温病，下后二三日，下证复现，脉不甚沉，或沉而无力，只可与增液，不可与承气。

此禁下后再下，重伤津液也。

斑疹，用升提则衄，或厥，或呛咳，或昏痉，用壅补则瞀乱。

此斑疹禁用升提及壅补也。

温病小便不利者，淡渗不可与也。忌五苓、八正辈。

小便不利者，禁用淡渗，系指阴竭之小便不利，须禁淡渗，以保津液。若湿热结而小便不利者，自当与以清利也。

温病燥热，欲解燥者，先滋其干，不可纯用苦寒也，服之反燥甚。

此禁用苦寒以救燥也。

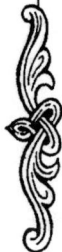

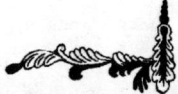

减味石膏汤方

辛凉合甘寒法　即伤寒论中竹叶石膏汤减半夏、人参、粳米。

竹叶五钱　石膏八钱　麦冬六钱　甘草三钱

水八杯，煮取三杯，一时服一杯，约三时服尽。

白虎汤方　　（见上焦篇）

黄连黄芩汤方

黄连二钱　黄芩二钱　香豉二钱　郁金一钱五分

水五杯，煮取二杯，分二次服。

化斑汤　　（见上焦篇）

大承气汤方

大黄六钱　芒硝三钱　厚朴三钱　枳实三钱

水八杯，先煮枳、朴，后纳大黄，煮取三杯，纳芒硝，更上火微煮沸一二沸，分为三次，先服一杯，约二时许，得利止后服，不知，再服一杯，再不知，再服。

方解：此治阳明腑实方也。胃与大肠俱属阳明，而燥气主治，邪从燥化，则由胃以及于大肠，皆为燥所结，而大便不行。夫便之行，必藉气之运。今上焦之气不降，中、下焦之气无所承，《经》所谓亢则害，承乃制也。故以厚朴之气药为君，俾至高之气得以下通。大黄用酒洗者，取其行气分之结滞。先煮枳、朴而后纳黄、硝者，盖微煮取其下行之力速，速则其力先发，俾得化燥软坚，而枳、朴之力后行，候气降及于大肠，而结者已解，燥者已润，其下出易也。

小承气汤方

大黄五钱　厚朴二钱　枳实一钱

水八杯，煮取三杯，先服一杯。得宿粪止后服。不知，再服。

方解：此通小肠之法也。胃之下为小肠，小肠之下为大肠，胃与大肠皆属阳明，阳明热盛，则小肠不能承胃之气以下降，而大肠之气遂不得通。此汤以大黄为君，大黄苦寒为血分之药，小肠与心为表里，本从心火之血化，故君以大黄血分之药。然小肠之热由胃传来，大黄色黄归土，用以大泻中土之热而及于小肠，然必中土之气得以下通，而后小肠承之以行其化物之职，故佐以枳、朴行气之品，俾至高之气得以下降也。然若以厚朴为主药，而以枳实、大黄辅之，其所治之病，与此迥不相同矣。《金匮》之厚朴三物汤、厚朴大黄汤，可参阅也。

调胃承气汤方

大黄二钱　芒硝五钱　甘草二钱

先以水煮大黄、甘草，后纳芒硝，微火煮一二沸，分温再服。

方解：此调胃化燥之法也。夫所谓承气者，承制过之气，故大、小承气两方，皆用枳、朴之气药，实与承气之名义相符矣。此方亦名承气，而偏去枳、朴之气药者，盖以热邪结于胃府，取此解热以调其胃气，实以调胃为承气者也。经曰："平人胃满则肠虚，肠满则胃虚，更实更虚，故气得上下。"今气之不承，由胃家热实之故，必用硝黄以濡胃家之糟粕，而气得以下。用甘草以生胃家之津液，而气得以上。推陈之中，便寓致新之义。一攻一补，调胃之法备矣。胃调则诸气皆顺，故亦得承气之名也。查此方所治，非误治伤津之后，即津液素虚之人，而其邪热结于胃者。夫胃为津液之化源，伤津则胃气偏燥，胃燥则津液益虚，故不用枳、朴等气药，恐妨于津液。大黄走而不守，下行甚速，以酒浸之者，取其藉酒以上行，随甘草等留恋于中焦，不得行其速下之常也。芒硝咸寒，专去肠中燥结。此则热在胃而不在肠，故用甘草之治中州者，以胜芒硝之咸，而载之留中以化燥也。其重用芒硝者，以甘草之缓，能减其咸寒之性，必多用之，始克成其解热润燥之功也。此调胃承气之制，所以不同于大、小承气也。

增液汤方

元参一两　麦冬八钱　细生地八钱

水八杯，煮取三杯，口干则与饮，令尽，不便，再作服。

新加黄龙汤

生地五钱　生甘草二钱　人参一钱五分（另煎取汁）大黄三钱　芒硝一钱　元参五钱　麦冬五钱　当归一钱五分海参二条（洗）　　姜汁六匙

水八杯，煮取三杯，先用一杯冲参汁五分，姜汁二匙，顿服之。如二时后不便，可再服一杯。

承气合小陷胸汤方

生大黄五钱　厚朴二钱　枳实二钱　瓜蒌二钱　黄连二钱　半夏三钱

水八杯，煮取三杯，先服一杯，不下，再服一杯，得快利止后服。

栀子豉汤　　（见上焦篇）

栀子柏皮汤方

栀子五钱　黄柏五钱　生甘草三钱

水五杯，煮取二杯，分二次服。

茵陈蒿汤方

茵陈蒿二钱　栀子三钱　生大黄三钱

水八杯，先煮茵陈，减水之半，再加二味，煮成三杯，分三次服，以利小便为度。

四、下焦论

《灵枢·营卫生会篇》曰："下焦者，别回肠，注于膀胱而渗入焉。故水谷者，常并居于胃中，成糟粕而俱下于大肠，而成下焦，济泌别汁，循下焦而渗入膀胱焉。"是下焦者，为肝肾及大肠膀胱之所在，温邪自中焦而传入下焦，可概括分为两种：一中焦病，经下后邪已衰其大半，而津液未复，或津液大伤，病遂传于下焦，此复脉汤所治之各病也。一中焦之病未已，而及于下焦，肝肾俱在下焦，故有少阴、厥阴之病，如黄连阿胶汤、二三甲复脉汤及大小定风珠等方所治之病是也。其病在大肠者，则桃花汤、桃花粥所治也。其属于伏气者，则猪肤汤、甘桔汤、苦酒汤所治之病是也。其病瘀血者，则犀角地黄汤、桃仁承气汤、抵当汤是也。其热在血室者，则竹叶玉女煎、护阳和阴汤、加减复脉汤、加减桃仁承气汤等方所治之病是也。

兹录《条辨》于后。

温病，邪在阳明久羁，或已下，或未下，身热，面赤，口干，舌燥，甚则齿黑，唇裂，脉沉实者，仍可下之。脉虚大，手足心热甚于手足背者，加减复脉汤主之。

此条以脉沉实与脉虚大为可下、不可下之别。脉沉实尚可一下，以去其燥热而利其气。若脉虚大，而手足心热，是其津液已伤，故须复其津液，加减复脉汤主之。复脉汤即《伤寒论》之炙甘草汤，《伤寒论》用之，复脉中之阳，故有参、桂、姜、枣，此则用以复津液，故以参、桂、姜、枣，再加白芍也。

温病误表，津液被劫，心中震震，舌强，神昏，宜复脉法，复其津液，舌上津回则生。汗自出，中无所主者，救逆汤主之。

误汗伤津液，心气伤则心震震，心液伤则舌蹇短，故宜复脉汤复其津液也。若伤之过甚，汗自出而心无所主，则非救逆不可。

温病耳聋，病系少阴，与柴胡汤必死。六七日以后，宜复脉辈复其精。

土实则水虚，往往病及于少阴，而为耳聋、不得卧等证。水虚则木强，病及于厥阴，而为目闭、痉厥等。其病由于伤津液，故宜复脉辈复其精。

劳倦内伤，复感温邪，六七日以外不解者，宜复脉法。

温病已汗而不得汗，已下而熟不退，六七日外，脉尚躁盛者，重与复脉汤。

温病误用升散，脉结代，甚则脉两至者，重与复脉，虽有他证，后治之。

汗下后，口燥咽干，神倦欲眠，舌赤苔老，与复脉汤。

热邪深入，或在少阴，或在厥阴，均宜复脉。

足少阴肾也。肾主藏精，热邪深入则津液伤，故病在少阴，宜用复脉。厥阴，肝也。肾气足，肝木始能条达而有生气，故热邪深入，病及厥阴，则肾阴之被烁可知，故亦宜复脉，以乙癸同源也。

少阴温病，真阴欲竭，壮火复炽，心中烦，不得卧者，黄连阿胶汤主之。

夜热早凉，热退无汗，热自阴来者，青蒿鳖甲汤主之。

夜热早凉，邪在阴也。热退无汗，邪不得出之表，仍还里也，则其热系自阴分中来，故以青蒿鳖甲汤治之。须知其热不去，则将成劳热骨蒸也。

热邪深入下焦，脉沉数，舌干，齿黑，手指但觉蠕动，急防痉厥，二甲复脉汤主之。

下焦温热，热深厥甚，脉细促，心中憺憺大动，甚则心中痛者，三甲复脉汤主之。

心与肾皆少阴，少阴之气通，则水火相济，而心肾各得其安。若肾水虚，而不能上交于心，则心火不得下降，而憺憺大动，心气久不得通则痛。肝肾阴虚而病及于阴维，亦作心痛。奇经八脉丽于肝肾，肝肾虚而累及阴维，故心痛也。此以镇肾气、补任脉、通阴维之龟板，合入肝搜邪之二甲，相济成功。其脉细促者，则阴虚有热之象

既厥且哕，脉细而劲，小定风珠主之。

热邪久羁，吸烁真阴，或因误表，或因妄攻，神倦瘈疭，脉气虚弱，舌绛苔少，时时欲脱者，大定风珠主之。

按： 此方王孟英、叶子雨均非之，用时宜酌。

痉厥、神昏、舌短、烦躁，手少阴证未罢者，先与牛黄、紫雪辈，开窍搜邪，再与复脉汤存阴，三甲潜阳。临证细参，勿致倒乱。

痉厥、舌蹇为厥阴证，神昏、烦躁为手少阴证，是热不尽在厥阴，尚有手少阴之证，故先与牛黄丸、紫雪辈，继以复脉汤存其阴，三甲潜其阳也。

温病脉，法当数，今反不数而濡小者，热撤里虚也。里虚下利稀水，或便脓血者，桃花汤主之。

温病下利，是热邪出路也。热去里虚故脉濡小，里虚而下利稀水，或便脓血，宜用桃花汤，以止其泻。恐下利久，重伤其津液也。桃花汤方，炮姜量重，用时宜酌。

温病七八日以后，脉虚数，舌绛、苔少，下利日数十

行。完谷不化，身虽热者，桃花粥主之。

按：前一甲煎，为下后滑泄者设。此二方为阳虚而关门不固者设，当审证用之。此外，有虽下利而邪未尽，如热结旁流之类，仍当下。（见中焦篇阳明温病。）其协热下利，后重者，则宜白头翁汤、芩芍汤之类。不可混为一例也。

少阴温病，下利、咽痛、胸满、心烦者，猪肤汤主之。

少阴温病，咽痛者，可与甘草汤。不瘥者，与桔梗汤。

少阴温病，呕而咽中伤，生疮，不能语，声不出者，苦酒汤主之。

王晋三云：苦酒汤，治少阴水亏，不能上济心火，而咽生疮，声不出者。疮者，痦也。半夏之辛温，佐以鸡子之甘润，有利窍通声之功，无燥津涸液之虑。然半夏之功能，全赖苦酒摄入阴分，去涎敛疮。即阴火沸腾，亦可因苦酒而降矣，故以为君。

按：以上三方，系治伏气为病者，故与伤寒化热之少阴病同其治也。

时欲漱水不欲咽，大便黑而易者，有瘀血也，犀角地黄汤主之。

漱水不欲咽，热在血分也。阴络伤则血内溢，血溢于肠间。久瘀则黑，故大便黑。血性柔润，故易下也。以犀角地黄汤，清热止其血溢，宜加用丹参、桃仁之属，以消其瘀，俾其瘀血下行，则瘀去热解，病自愈也。

少腹坚满，小便自利，夜热昼凉，大便闭，脉沉实者，蓄血也，桃仁承气汤主之，甚则抵当汤。

少腹坚满，小便不利者，则膀胱气化不行也。自少腹坚满而小便自利，则非膀胱之气闭可知。夜热昼凉，亦邪结于阴分之征。大便闭者，血分结也。少腹坚满而脉沉实，知

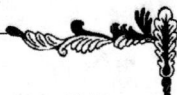

其非里虚。小便自利，夜热昼凉，知其在血而不在气，故知其内有蓄血，而以桃仁承气汤主之。如病重药轻，则宜抵当汤。

妇女温病，经水适来，脉数，耳聋，干呕烦渴，辛凉退热，兼清血分，甚至十数日不解，邪陷发痉者，竹叶玉女煎主之。

此表里两清法也。唯经血素寒腹痛者，未可轻投。

热入血室，医与两清气血，邪去其半，脉数，余邪不解者，护阳和阴汤主之。

热入血室，邪去八九，右脉虚数，暮微寒热者，加减复脉汤，仍用参主之。

热病，经水适至，十数日不解，舌痿，饮冷，心烦热，神气忽清忽乱，脉右长左沉，瘀热在里也，加减桃仁承气汤主之。

叶霖谓：热入血室有四证。如经水适来，热邪陷入，搏结而不行，腰胁、少腹必有牵引作痛、拒按者，当破其血结，宜清热消瘀。若经水适断而邪乘血室之虚袭入者，宜养营清热。若邪热传营，逼血妄行，致经血前期而至者，宜清热以安营。其经水适来，而病温热，病虽发，而经水如常通行者，不必治其经血，但治其病，而自愈。盖病未犯血室，故经行如常也。仲景《伤寒论》治热入血室，必兼治少阳厥阴。有刺期门者，余皆以柴胡为主方，以引出其陷入血室之邪也。香岩先生《温热病篇》谓："若热邪陷入，与血相结者，当从陶氏小柴胡汤，去参、枣，加生地、桃仁、楂肉、丹皮，或犀角等。"又曰："若本经血结自甚，少腹满痛，身重者，小柴胡汤去甘草，加延胡索、归尾、桃仁。夹寒加桂心，气滞者加香附、陈皮、枳壳等"。是治温热病之热入血

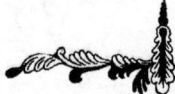

室，与伤寒之热入血室者，固正同也。

温病壮火尚盛者，不得用定风珠、复脉。邪少虚多者，不得与黄连阿胶汤。阴虚欲痉者，不得用青蒿鳖甲汤。

此诸方之禁也。壮火尚盛，不宜过用滋腻；邪少虚多，不得过用苦燥；阴虚欲痉，不得再搜少阳也。

加减复脉汤方　甘润存津法

炙甘草六钱　干地黄六钱　生白芍六钱　麦冬五钱（不去心）　阿胶三钱　麻仁三钱

水八杯，煮取八分，三杯分三次服，剧者加甘草至一两，地黄、白芍八钱，麦冬七钱，日三夜一服。

救逆汤方　镇摄法

即于前加减复脉内去麻仁，加生龙骨四钱，生牡蛎八钱，煎如复脉法，虚大欲散者，加人参二钱。

青蒿鳖甲汤方　甘凉合甘寒法

青蒿二钱　鳖甲五钱　细生地四钱　知母二钱　丹皮三钱

水五杯，煮取二杯，日再服。

二甲复脉汤方　咸寒甘润法

即于加减复脉汤内加生牡蛎五钱，生鳖甲八钱。

三甲复脉汤方

同二甲复脉法。即于二甲复脉汤内，加生龟板一两。

黄连阿胶汤方　苦甘咸寒法

黄连四钱　黄芩一钱　阿胶三钱　白芍一钱　鸡子黄二枚。

水八杯，先煮三物，取三杯，去滓，内胶，烊尽，再内鸡子黄，搅合相得，日三服。

小定风珠方　甘寒咸法

鸡子黄一枚（生用）　　真阿胶二钱　生龟板六钱　童便一杯　淡菜三钱

水五杯，先煮龟板、淡菜，得二杯，去滓，入阿胶，上火烊化，内鸡子黄，搅令相得，再冲童便，顿服之。

大定风珠方　酸甘咸法

生白芍六钱　阿胶三钱　生龟板四钱　干地黄六钱　麻仁二钱　五味子二钱　生牡蛎四钱　麦冬六钱（连心）炙甘草四钱　鸡子黄二枚（生）　鳖甲四钱（生）

水八杯，煮沸三杯，去滓，再入鸡子黄，搅令相得，分三次服。喘加人参。自汗者，加龙骨、人参、小麦。悸者，加茯神、人参、小麦。

桃花汤方　甘温兼涩法

赤石脂一两（半整用煎，半为细末调）　　炮姜五钱白粳米二合

水八杯，煮取三杯，去滓，入石脂末一钱五，分三次服。若一服愈，余勿服。虚甚者加人参。

桃花粥方　甘温兼涩法

人参三钱　炙甘草三钱　赤石脂六钱（细末）　　白粳米二合

水十杯，先煮参草，得六杯，去滓，再入粳米，煮得三杯，纳石脂末三钱，顿服之。利不止，再服第二杯，如上法。利止停后服。

猪肤汤方　甘润法

猪肤一斤（用白皮从内刮去肥，令如纸薄）

上一味，以水一斗，煮取五升，去渣，加白蜜一升，白米粉五合，熬香，和令相得。

甘草汤方　甘缓法

甘草二两

上一味，以水三升，煮取一升半，去滓，分温再服。

桔梗汤方　苦辛甘开提法

甘草二两　桔梗二两

法同前。

苦酒汤方　酸甘微辛法

半夏二钱（制）　鸡子一枚（去黄，内上苦酒鸡子壳中）

上二味，内半夏著苦酒中，以鸡子壳置刀环中，安火上，令三沸，去渣，少少含咽之，不瘥，更作三剂。

犀角地黄汤方　方见上焦篇

桃仁承气汤方　苦辛咸寒法

大黄五钱　芒硝二钱　桃仁三钱　当归三钱　芍药三钱　丹皮三钱

水八杯，煮取三杯，先服一杯，得下止后服，不知再服。

抵当汤方　飞走攻络苦咸法

大黄五钱　䗪虫二十枚（炙干为末）　桃仁五钱　水蛭五分（炙干为末）

水八杯，煮取三杯，先服一杯，得下，止后服。不知，再服。

竹叶玉女煎方　辛凉合甘寒微苦法

生石膏六钱　干地黄四钱　麦冬四钱　知母二钱　牛膝二钱　竹叶三钱

水八杯，先煮石膏、地黄，得五杯，再入余四味，煮成二杯，先服一杯，候六时覆之，病解，停后服，不解，再服。

护阳和阴汤方　甘凉甘温复法，偏于甘凉，即复脉汤法也。

白芍五钱　炙甘草二钱　人参二钱　麦冬二钱（连心炒）　干地黄三钱

水五杯，煮取二杯，分二次温服。

加减桃仁承气汤方　苦辛走络法

大黄三钱（制）　桃仁三钱（炒）　细生地六钱　丹皮四钱　泽兰二钱　人中白二钱

水八杯，煮取三杯，先服一杯。候六时，得下黑血。下后神清渴减，止后服。不止，渐进。

五、暑病论

（暑温、伏暑、湿温、霍乱）

暑病括暑温等四病而言，暑之热，甚于温，故不立暑温之名。伏暑之病，因伏气而病暑耶，则《经》所谓后夏至日者为病暑是也。因暑伏于内而病发于秋冬耶，则病或有之，而于常理似有未惬。《素问·阴阳应象大论》曰："冬伤于寒，春必病温。春伤于风，夏生飧泄。夏伤于暑，秋为痎疟。秋伤于湿，冬生咳嗽。"此言四时伏气之病。冬时严寒，其气闭藏，寒邪伤人，留而不去，有先夏至日病温者，有后夏至日病暑者。夫以夏至先后分温暑者，以夏至阳极而阴生，正如天气热蒸而雨降，其理正同，此长夏湿土当令之所由来也。冬寒深伏，被夏气之蒸烁而不能留，所以发为暑病。暑为火、湿二气相合而成。火为阳，湿为阴，二气相合，湿热相蒸，此长夏之所以为溽暑也。湿土王于长夏，为时仅只一月，故新入秋后，其暑湿之气，未能发泄净尽，而秋气渐旺，则其燥气足以胜湿。燥气者，秋金之凉气也。凉又足以胜热，此所以能收暑湿之气，而曰秋收也。人感暑邪，不即病暑，则此火湿之合邪，既不能留于阳，又不能留于阴，遂留于半表半里，即《素问·疟论》之所谓募原也。一感秋收之气，邪不能久留，而发为痎疟之病。此《内经》所谓"夏伤于暑，秋为痎疟"，是痎疟即由暑而成。非若夏生飧泄、冬生咳嗽之演变而始生者也。若谓热湿之邪，自秋沮冬，仍能伏藏于内，虽湿性濡滞，而被火热之蒸腾，当亦无停留之余地，岂待于冬月闭藏之时，转能发为伏暑之病，有是理耶？然或谓南方湿热之地，冬月往往而有，似于常理未合，有待异日之征信也。暑既为火湿二气，《内经》谓火生热，故偏于热者为暑温，多手太阴证而宜清，其病多发于早秋；偏于湿者，为湿温，多足太阳证而宜温，其病多发于晚秋；其湿热均等者，则两解之。

　　章虚谷曰：暑温者，既为火邪，先伤肺金。肺主气，气伤，故脉虚无力。肺主皮毛，故皮腠开而自汗。汗为火烁，津液耗而口渴，喜冷饮，宜白虎汤为主。小便不利者，佐六一散，或益元散。以辛凉甘缓之法，清热救肺。其气伤而喘，必加人参，或竹叶石膏汤。若过饮停蓄腹满者，桂苓甘露饮。汗多、脉弱，宜生脉散。日久气伤，东垣清暑益气汤。其有伏邪，又感新邪者，则新久之邪并发，其势暴厉，一二日即昏狂大渴，或发斑疹，或吐衄等症，必大剂寒凉，如白虎、三黄、凉膈、犀角地黄、三承气等，审证选用。湿温者，以夏令湿盛，或禀体阳虚，多湿，而感四时杂气，遂成湿温，虽四时皆有，而夏秋为多。湿热二气胶黏，淹缠难愈。如从下受，则足肿、体重，上受则头目昏闷，胸满腹胀，乍寒乍热，胃不思食，渴不欲饮，大便溏泄，频而不爽，小便黄赤，短而不利，或变黄疸，或化疟痢，皆湿热二气合病也。良由清阳不振，阴邪窃踞，故宜苦温芳香，以宣三焦气化，使小便通利为法。如藿香正气、五苓、六和、消暑丸等方，审证选用。仲景言湿家忌发汗，指湿热在里者，因其胶黏之邪，汗之徒泄津津液，伤元气，而邪不能去，则寒滞之药，亦不宜用也。其或湿盛热轻，或寒湿者，尤当用姜、附之类，俾阳气克振，而佐二苓、滑石等，以泄其湿。兼表分者，可加防己、赤小豆、木通之类。此其大法也。夫阳暑为火，阴暑为湿，无汗身热为邪闭，有汗热渴为津泄。此表里虚实，辨宜清也。

《六元正纪大论》曰："太阴所至，为中满，霍乱吐下。"《经脉篇》曰："足太阴厥气上逆，则霍乱。"足太阴，脾土也。其应湿，其性喜燥，镇中枢而主升清降浊之司。唯脾土太盛，而滞其升降之机，则浊反厥逆于上，清反抑陷于下，而为霍乱也。虽有寒化、热化之分，必以治中焦之湿为要领也。《伤寒论》曰："呕吐而利，名曰霍乱。"又曰："霍乱头痛发热，身疼痛，热多欲饮水者，五苓散主之。寒多不用水者，理中圆主之。"其属于热者，只五苓散一方，其属于寒者，以理中圆为主。其下则加减法，及四逆等方。观其寒多热多之分，只在欲饮水与不用水，而其治法皆以去湿为要。其有霍乱吐利，而大渴、大热、汗大出者，则又白虎汤之所宜。俟渴、热及汗轻减，仍宜继以五苓散，利其小便也。

桂苓甘露饮 治暑热霍乱

滑石四两 石膏 寒水石 甘草各三两 白术 茯苓泽泻各一两 猪苓五钱 肉桂五钱

上为极细末，热汤调服三钱，欲冷饮者，新水调下，或生姜汤调下，尤良。小儿服一钱。

方解：此为热盛烁津，兼之气化不行而有蓄饮之法也。

本方用滑石、石膏、寒水石等，以清热救燥。其意如大青龙、白虎等方之用石膏，猪苓汤之用滑石。而以五苓散利水以去湿，且助气化以生津液。名为甘露者，以甘露一降，炎热顿消也。

藿者正气散

藿香　桔梗　紫苏　白芷　厚朴　半夏　茯苓　陈皮苍术　甘草

上为末，每服三五钱，水煎服。

方解：此辟秽除邪，兼治瘴气之方也。因药多芳烈之性，足以胜邪。又兼化痰利湿之品，以顾脾胃。中州一和，则诸证自解矣。方名正气者，除秽即以扶正气也。

六合汤

治湿热内伏，外感风凉，霍乱吐泻，寒热交作。

藿香　厚朴　砂仁　杏仁　半夏　扁豆　木瓜　白术赤苓　甘草　人参　生姜　大枣　　（一本有香薷无白术）

方解：此为清暑、利湿、健脾之方，有谓本方宜去人参者，实则后人之方，远逊于经方。医者可随证为加减也。

五苓散

治霍乱、吐泻、口渴欲饮水、头痛、身疼发热者。

茯苓　猪苓　白术各十八铢　泽泻一两六铢　桂枝半两

上共为散，白饮和服方寸匕，日三服，多饮暖水，汗出愈。

方解：湿为地之气，其中人也缓，其入人也深，而其为病也，亦有表里之各异。凡人坐卧卑湿，汗渍雨淋，此湿自外来者也。多食厚味，过饮茶酒，此湿自内生者也。治湿必先理脾，脾土健运，始能渗湿，此定法也。又须分利，使湿邪从下而出，亦定法也。五苓散仲圣本为脉浮、小便不利、

246

微热、消渴，表里有病者而设。猪苓、茯苓皆甘淡之品，以利水道。复以茯苓以镇水气，俾归于膀胱。而少佐桂枝，助阳以化水。然水者，肾之所主也。泽泻味咸入肾，俾培水之本，真水充则水邪得去也。土者，胜水者也。饮蓄于中，则脾为水困，而运行不利，无以输津液而灌溉于脏腑。白术温燥，能助脾之健运而祛湿，以制水之逆流，而水得循其道矣。总之，二苓、泽泻淡渗以泄水邪，术培土以运津，桂畅太阳而解肌表，内输水府，外散表邪，则气化津生，消渴止而小便利矣。又：本方有用桂或桂枝之不同，盖取其宣散之力，则桂不如枝，以枝得阳气之升者也。如取其温益之力，则枝不如桂，以桂得味之厚者也。如此则宜枝宜桂，只视其有表邪与否而已。又按：陆九芝先生于《质温热论》选方中，本方则去桂。因温热或暑病用之宜慎也。

理中汤方

人参　甘草　白术　干姜

水八杯，煮取三杯，温服一杯，日三服。

加减法：若脐上筑者，肾气动也，去术加桂。吐多者，去术，加生姜。下多还用术。腹中痛者，再加人参。寒者，再加干姜。腹满，去术加附子。

服汤后，饮热粥一碗许，微自汗，勿揭发衣被。

六、附　录

上焦温病证治表

	证	脉	治
提纲	头痛、发热、微恶风寒、自汗、口渴、或不渴而咳，午后热甚	脉动数，尺肤热，甚或两寸独大	
	但热而渴者	浮洪大而芤散　大寸　盛	银翘散
	咳不甚，渴不甚，热者		桑菊饮
	大渴、大汗、大热、苔黄面赤		白虎汤
	大汗、微喘或喘者（鼻扇）		白虎汤加人参
	心烦懊憹，欲呕不得呕		倍人参
	痰涎壅盛，胸中痞塞者		栀子豉汤
			瓜蒂散
	舌绛干、反不渴	寸脉大	清营汤
误汗	汗过多，神昏谵语		清宫汤
	发汗，出斑疹		化斑汤
			银翘散加减
	舌塞肢厥（热入心包）		牛黄丸、紫雪丹
温毒	耳前后肿、颊肿、面赤、耳聋或喉痛		普济消毒饮去升柴
	血从上溢		犀角地黄汤合银翘散

上焦温病证治表

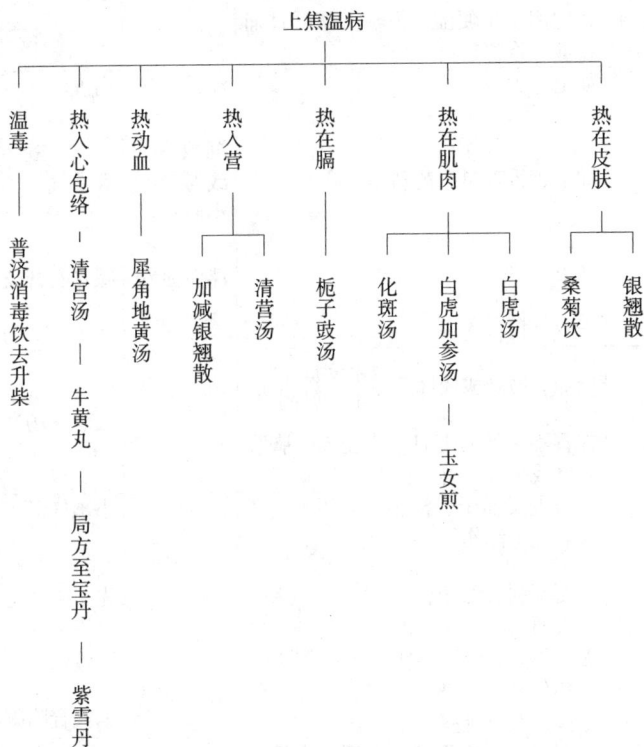

上焦温病

- 热在皮肤 ── 银翘散 ／ 桑菊饮
- 热在肌肉 ── 白虎汤 ／ 白虎加参汤 ── 玉女煎 ／ 化斑汤
- 热在膈 ── 栀子豉汤
- 热入营 ── 清营汤 ／ 加减银翘散
- 热动血 ── 犀角地黄汤
- 热入心包络 ── 清宫汤 ── 牛黄丸 ── 局方至宝丹 ── 紫雪丹
- 温毒 ── 普济消毒饮去升柴

中焦温病证治表

	证	脉	治
提纲	面目俱赤、语声重浊、呼吸俱粗、大便闭、小便涩、但热不寒、日晡益甚、舌苔老黄		
	如上、舌苔老黄	浮躁洪甚	白虎汤
	如上、舌苔黑有芒刺	沉数有力或脉体反小而实	大承气
	如上	浮而促者	减味石膏汤
	干呕、口苦而渴		黄连黄芩汤
	面赤、肢厥或通体厥（不瘈疭 不在厥阴），神昏不大便六七日，小便赤、胸腹满坚或拒按、喜冷饮者	沉伏	大承气汤
	舌苔老黄而干、汗多、谵语（无汗属心包）津伤	不浮而躁	小承气汤
	小便不利、无汗、不大便 无上焦病，数日不便，其人素阴虚 三焦俱急、大热、大渴、舌燥、色金黄，痰涎壅盛 阳明温病，腹不满、无汗、小便不利、发黄		先予牛黄丸 调胃承气汤 增液汤 承气合陷胸汤 栀子柏皮汤
	阳明温病、但头汗出、渴饮、腹满、舌燥黄，小便不利		茵陈蒿汤

中焦温病治表

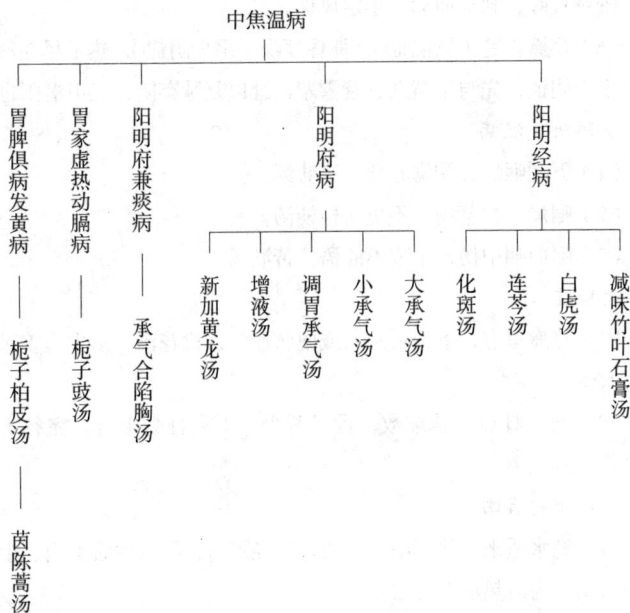

中焦温病

- 胃脾俱病发黄病 —— 栀子柏皮汤 —— 茵陈蒿汤
- 胃家虚热动膈病 —— 栀子豉汤
- 阳明府兼痰病 —— 承气合陷胸汤
- 阳明府病
  - 新加黄龙汤
  - 增液汤
  - 调胃承气汤
  - 小承气汤
  - 大承气汤
- 阳明经病
  - 化斑汤
  - 连芩汤
  - 白虎汤
  - 减味竹叶石膏汤

下焦温病证治

少阴厥阴病

（1）误表津液被劫，心气伤则心震震，心液伤则舌蹇短、神昏，复脉证，舌上津回则生；汗自出，中无所主则救逆汤。

（2）耳聋，病系少阴，不可与柴胡汤。六七日以后，宜复脉辈。

（3）热邪深入，在少阴或厥阴，均宜复脉。

（4）少阴病，阴虚，壮火盛，心烦不得卧，黄连阿胶汤。

（5）邪入下焦，舌干、齿黑，手指蠕动，急防痉厥，二甲复脉汤。

251

热甚厥甚，脉细促，心中憺憺大动，甚则心中痛，三甲复脉汤。既厥且哕，脉细而动，小定风珠。

（6）痉厥舌蹇（厥阴证），神昏烦躁（手少阴症），热不尽在厥阴，尚有手少阴证，先与牛黄丸、紫雪辈，继以复脉存阴，三甲潜阳也。

少阴伏气温病

（1）下利咽痛，胸满心烦，猪肤汤。

（2）咽痛，甘草汤，不瘥与桔梗汤。

（3）呕而咽中伤，生疮不能语，苦酒汤。

大肠症

（1）热撒里虚，下利稀水，或便脓血者，桃花汤。汤中炮姜量重，用时宜酌。

（2）七八日后，脉虚数，舌绛苔少，下利日数十行，完谷不化，身虽热，桃花粥。

热入血室有四症

（1）经水适来，热邪陷入，搏结而经不行，腰及少腹引痛、拒按，宜破血结，为清热消瘀之法。

（2）经水适断，热乘虚入，宜养营清热。

（3）邪热传营，迫血妄行，非经期而经至，宜清热安营。

（4）经水适来而病温，经水仍如常行者，但治其热，知热未犯血室也。

下焦温病治表

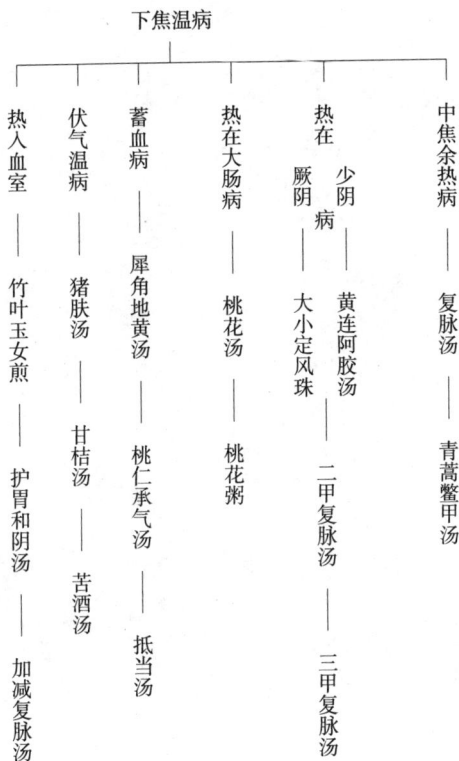

下焦温病

- 中焦余热病 —— 复脉汤 —— 青蒿鳖甲汤
- 热在　少阴病 —— 黄连阿胶汤
- 　　　厥阴病 —— 大小定风珠 —— 二甲复脉汤 —— 三甲复脉汤
- 热在大肠病 —— 桃花汤 —— 桃花粥
- 蓄血病 —— 犀角地黄汤 —— 桃仁承气汤 —— 抵当汤
- 伏气温病 —— 猪肤汤 —— 甘桔汤 —— 苦酒汤
- 热入血室 —— 竹叶玉女煎 —— 护胃和阴汤 —— 加减复脉汤

年谱

1879 年 3 月	出生于河北省雄县龙湾村。
1885～1893 年	随父居于昌平学正官署，习读经史诗文。
1893 年初夏	父母相继患病过世，后颠沛流离于乡里。始发愤攻读医书。
1893～1902 年	攻读医书，研讨伤寒，间或教私塾以维持生计。
1903～1906 年	考入京师大学堂医学馆，深入研讨医学，并以优异成绩毕业。
1906～1911 年	选入前清太医院，任慈禧随侍御医兼太医院医学馆教习。此间著有《太医院伤寒讲草》。
1911 年	辛亥革命后，任北京内城官医院内科医长，其后悬壶京门。
1923 年	与原太医院同人发起创办"北京中医学社"，任该社副社长。

1923～1933年	主持重刊《医统正脉》等医书，编著《伤寒方义辑萃》。
1933年	应施今墨先生之请，任华北国医学院教授，执教《温病学》。此间著有《温病条辨选注》《温病概要》。
1935～1949年	悬壶京门。
1953年	应周恩来总理之请，参加中央保健工作，出任北京医院、协和医院两院专家教授。同时，参与北京中医进修学校的中医教学工作。
1956年	任中华医学会常务理事及全国政协委员，推动和促进了中医及中西医结合的发展。此间，运用中药内服治愈了数例胆结石、肾结石患者，其中两例是前苏联患者，为此，前苏联《真理报》发表文章赞扬中医医术精湛。
1957年3月	在为林伯渠诊病的归途中，突发脑血管病，病倒在汽车上。
1957～1958年	在寓所养病。
1958年10月21日	病逝。